脳の筋トレ！
思い出し
おりがみ

監修 古賀良彦
精神科医・杏林大学名誉教授

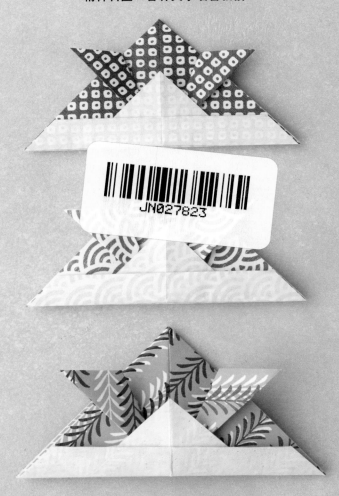

主婦の友社

もくじ

1章 思い出しトライアル!
このおりがみ折れますか?

2章 難易度順にチャレンジ!
実践! 思い出しおりがみ

かんたん ★★★

ふつう ★★★

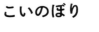

折り図の中では、折り方のルールが記号になっています。
これらを覚えておくと、スムーズに折れます。

◆ 谷折り

点線のところが内側に
「谷」になるように折ります。

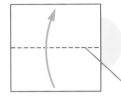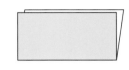

谷折り線
矢印のほうに谷折り

◆ 山折り

点線のところが外側に
「山」になるように折ります。

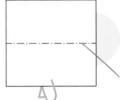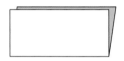

山折り線
矢印のほうに山折り

◆ 折りすじをつける

一度折って戻すと、すじがついて
次を折る目安になります。

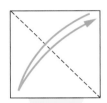

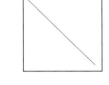

1 点線のところで
谷折りしたあと、
戻します。

2 折ったところに
折りすじがつきました。

◆ 段折り

折り上がりが
段になるように、
山折りと谷折りを
隣り合わせに折ります。

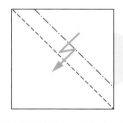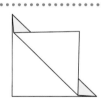

1 最初に谷折りで
半分に折ったら、点線の
ところで折り返します。

2 山折りと谷折りが
隣り合わせになって、
段が折れました。

◆ 折りずらす

折っている面と
違う面を出します。

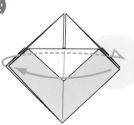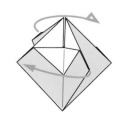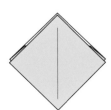

1 手前を左に、
向こうを右に折ります。

2 今まで折っていたのと
違う面が出ました。

◆ 開いてつぶす

四角を開いてつぶす

☝のあたりから、四角の袋に指を入れます。
そして、矢印のほうへ開いたら、つぶします。

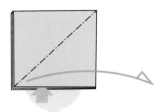

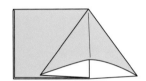

1 四角の袋に
指を入れて
開いたところ。

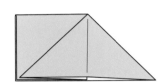

2 つぶすと三角に！

三角を開いてつぶす

☝のあたりから、三角の袋に指を入れます。
そして、矢印のほうへ開いたら、つぶします。

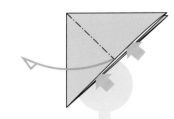

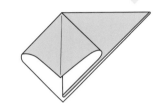

1 三角の袋に
指を入れて
開いたところ。

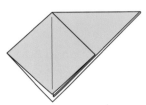

2 つぶすと四角に！

◆ 中割り折り

2つ折りの間を割って、折り入れます。

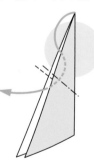

1 折り線のところで
一度折って戻し、
折りすじをつけます。

2 少し広げて、折りすじの
ところで中に折り入れます。

3 もっと
折り下げて…

4 中割り折りの
できあがり。

◆ 外割り折り

2つ折りを、途中からぐるりと裏返します。

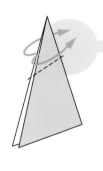

1 折り線のところで
一度折って戻し、
折りすじをつけます。

2 2つ折りを広げて、
折りすじのところで
ぺこんと裏返します。

3 折りたたむと、
外割り折りの
できあがり。

「思い出そうとすること」で効果的な「脳の筋トレ」を

「思い出しおりがみ」を通じ、いきいき・しなやか脳に!

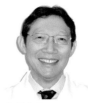

おはなし
古賀良彦先生
精神科医・
杏林大学名誉教授

筋肉と同じく、負荷をかけることで脳は鍛えられる

年を重ねると、物忘れや記憶力の低下を、日々実感している方が多いのではないでしょうか。そのうち自分も認知症になるのではないか……。そんな不安が胸をよぎることもあるかもしれません。

でも、「脳の筋トレ」としていい方法があるのをご存じでしょうか。それは特別なことではなく、ごくシンプルで、「思い出そうとする」ことです。筋肉に負荷をかけることで鍛えるのが体の筋トレで、脳に筋肉はありませんが、同じように負荷をかけることで、高齢になってからも脳は鍛えられます。思い出そうとがんばるプロセスがいわば脳の筋トレになるので、「あれってなんだっけ?」と思ったとき、簡単にあきらめず、記憶を探ることも大切です。

そんな脳の筋トレに、おりがみを用いてみませんか? 以下のような理由からも、「思い出しおりがみ」は非常に適した手段といえます。

● 多くの人が子ども時代に親しんでいるので、身近な思い出しのツールになる。
● おりがみには年間行事に関連する作品や、季節感のある生き物・植物モチーフが多く、折りながら昔の出来事や折々のイベントなどを思い出すきっかけにも。
● 感情を伴って実行したことは、脳は記憶しやすく、思い出しやすい。そのため、楽しさや喜び、達成感などを得やすいおりがみは、そのときのシチュエーションを含めて、記憶の想起の手がかりになりやすい。

つまり、作品の折り方を「覚えている＝思い出せる」ことが重要なわけではありません。折り方を思い出そうとすることや、記憶をたどりながら折ろうとがんばることが脳の筋トレになるのです。

といっても、初めて折る作品もあるでしょう。その場合は、折ること自体を楽しみ、造形のおもしろさを味わってみてください。折れないくやしさを感じることも、いいかもしれません。そういった感情とともに記憶を残し、2回目以降を折る際に、思い出そうとすることに挑戦しましょう。

情報を選別し、組み立て実行する「ワーキングメモリ」

記憶にまつわる脳の重要な機能のひとつが、「ワーキ

脳の領域とおもな働き

脳全体の80％を占める大脳。大脳の表面をおおう「大脳皮質」は大きな溝によって4つの領域に分かれているが、神経繊維で互いにつながり、総合的な働きをする。

前頭葉 情報を統合してプランを立て、実行する、「脳の司令塔」と呼ばれる部位。

前頭前野

頭頂葉 痛い、暑い、硬いなどの感覚情報を受ける。ものの位置の判断（空間認知）も行う。

後頭葉 視覚をつかさどる。色、形、大きさを識別する。

側頭葉 記憶をつかさどる。また、蓄積されている記憶と照合して、文字や形を認知する。

海馬

ングメモリ（作業記憶）」です。多くのことをいっぺんに思い起こし、その中から必要なことを取捨選択したり、実行のために段取りを組み立てたりする脳の機能をいいます。脳内にある大きな作業机にごちゃごちゃと物がのっていて、その中から必要なものを選んで使う、といったイメージを思い浮かべてみてください。家事、仕事、趣味など、日常生活のあらゆる作業は、このワーキングメモリの働きの連続で成り立っています。

「脳の司令塔」といわれる前頭葉（前頭前野）が、「記憶の司令塔」といわれる海馬と連動し、ワーキングメモリを働かせます。非常に高度な脳機能であり、脳内に貯蔵されているありとあらゆる情報の中から必要なものだけをきちんと選び取るこの能力は、とりわけ人間で発達した機能です。

たとえば、「夕飯にカレーを作ろう」と考えたとしましょう。そのとき脳は、材料や道具、買い物が必要かどうか、夕飯に間に合わせるには何時から調理を始めればいいかなど、多くのことを瞬時に思い浮かべています。調理中も効率のいい段取りを考えたり、手順を思い出したり、作り慣れたメニューの調理にあたっても、ワーキングメモリは忙しく働いているのです。

このように、何かをしようと思ったときに、一連のことが脳にさっと思い浮かべば、ワーキングメモリが健全に働いている証拠。ワーキングメモリが衰えると、認知機能が低下し、日常生活に支障が出がちになります。逆に、**ワーキングメモリを活性化させることは、認知症予防に有効だと考えられます。**

おりがみを折ろうとするときにも、この機能が働きます。折る前の準備段階から、「おりがみはどこにあったかな？」「何枚使うかな？」「ほかに何が必要？」など、無意識のうちにさまざまなことを思い浮かべたり、思い出したりしています。折りながらも、「どう折るんだっけ？」「この折り方は合っているか？」「きれいな形にするには？」など、さまざまな選択、判断が瞬時に行われているのです。

思い出そうとすることは海馬を刺激し、ワーキングメモリの改善や維持につながります。また、会話やコミュニケーションは前頭前野を刺激します。**おりがみを通じて楽しさや喜びを思い出すこと、追体験によってワクワクすること、それらを人と話すことなども、ワーキングメモリを活性化させるきっかけになります。**

日本文化として長く愛されてきたおりがみは、そのように最高の脳活になり得るものなのです。本書でぜひその楽しみを思い出し、脳をいきいきとさせることにつなげていってください。

「思い出し」に効果的！おりがみの4つのポイント

思い出を掘り起こすきっかけに

季節行事にまつわる作品が多いおりがみは、思い出や昔のエピソードを記憶から掘り起こすきっかけになりやすい。おりがみを通じて過去の思い出を積極的に回想することで、記憶をほぐし、たぐり寄せる機会になる。

感情を伴って記憶に残りやすい

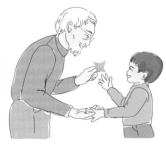

折りながら楽しい気持ちになり、完成すれば達成感を得られ、作品を披露することで喜びを感じるなど、おりがみは感情や情緒が伴いやすい。感情を伴うと脳は強い信号をキャッチし、記憶として残りやすくなる。

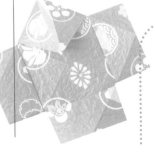

「調べる」「聞く」プラス効果も

折り方を思い出せなかったとしても、本やインターネットで調べる能動的な行為や、人に聞いてみることでコミュニケーションにつながったり。それによっても意欲や情緒が引き出され、記憶の定着に結びつきやすいプラスの効果が期待できる。

意欲喚起で記憶の定着に

同じ内容を何度もくり返すと、「短期記憶」から「長期記憶」に移され、定着しやすくなる。定着しなかった記憶の3分の2は、2日もたつと消えてしまう。その点おりがみは「もっとうまく折ろう」などくり返し挑戦する意欲を喚起させやすいツールに。

「思い出し」に加えて
おりがみの「脳の筋トレ」効果を
見直そう

思い出しツールとしてぴったりのおりがみ。
それに加え、こんな「脳の筋トレ」効果も！

指先から
脳を刺激するツールに

指先の感覚は、体の中でも特に鋭敏です。指で物をさわって感触を得たり、指先をこまかく動かしたりすると、神経を伝って脳を広く刺激します。「指先を使う作業は脳にいい」といわれるのは、そういった面からで、おりがみはまさにその優秀なツールです。指先を意識し、脳の感覚野や運動野を活性化させましょう。

「その人らしさ」を支える
情緒を喚起

感情や情緒は「その人らしさ」を形づくっている大切な要素で、「大脳辺縁系」という脳の領域が働くことで生まれます。脳がすこやかでないと味わうことのできないものといえます。認知症になると表情が乏しくなったり、ネガティブな気持ちになりやすいのは、脳の働きが衰えているせいと考えられています。折る楽しさ、作品を美しいと感じる気持ち、ほめられる喜び……。しっかり脳を鍛え、情緒豊かな状態を保つことは、認知症予防のためにも大切です。

3次元の作業で頭頂葉が
活性化

おりがみ自体は1枚の紙ですが、折る動作も紙の重なりも3次元で展開します。2次元の作業よりも3次元の作業のほうが脳のより広い領域を使うことになり、刺激も大きくなります。3次元の作業をつかさどる脳の「頭頂葉」は、物の形や位置関係などを見定める空間認知に大きく関わっています。アルツハイマー型の認知症を患うと自分がどこにいるかわからなくなったりするのは、頭頂葉の働きがまっ先に損なわれてしまうからです。そのため、3次元での作業で脳を鍛えておくことは大切です。

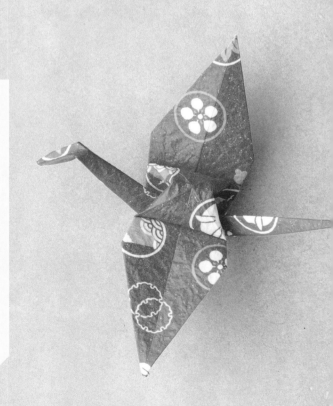

チャレンジ心が脳を活性化

意欲や集中力といった機能は脳の「前頭葉」がつかさどっています。少しむずかしい作品にトライしてみる、難易度をだんだんステップアップさせる。そういったチャレンジ心は、脳の活性化に大事。おりがみはその気持ちを引き出すツールになります。自分なりの時間を決めて、タイムトライアルのような挑戦もいいかもしれません。

工夫が脳をいきいきさせる

脳をしなやかに保つには、どんな活動であれ「なんとなく」行うのでは効果が上がりません。考えたり、工夫したりすることが脳をいきいきとさせます。その点おりがみは、試行錯誤のしがいがある作業。「もっと深い角度で折ったほうが○○らしくなるのでは」「この柄の紙を使うとおもしろい見た目になるかも」など、感じたままにどんどん挑んでみることをおすすめします。

暮らしの中で使う案を考えることも脳トレに

せっかく折ったおりがみ。「折ったら終わり」にはせず、暮らしの中で使うアイデアを考えることで、脳の筋トレ効果をさらにアップ。折った作品を部屋飾りにアレンジしたり、カードにして人に贈ったり、子どもとの遊びに使ったり。考え、作る楽しさに加え、達成感や満足感も伴いやすく、一石二鳥にも三鳥にも効果が望めます。

おりがみで活発化する脳

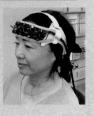

下の3つの画像は、「fNIRS脳血流量測定装置」を用い、60代女性の前頭葉の活動状態を映し出したものです。赤く色づいた部分は血流量の上がっているところ。脳が血中から十分に酸素を取り込んで、活発に働いている様子を示しています。

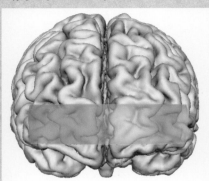

▲単調作業（タッピング）時
前頭葉はほとんど働かず、ほぼ鎮静した状態。

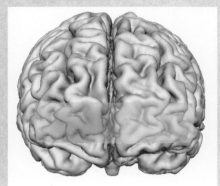

▲ぬり絵作業時
ほんのり赤く色づき、前頭葉が活発に働いていることがわかる。

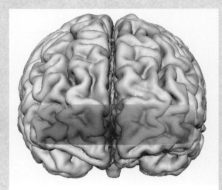

▲おりがみ作業時
赤色が濃く、広範囲にわたる。前頭葉が非常に盛んに活動している証拠。

おりがみの取り組み方ヒント

できれば毎日

おもしろいことに、脳の疲れは一定の睡眠と栄養があれば、肉体よりもずっと早く回復します。しかも、休息させるより使うことで大幅に活性化するのです。長時間する必要はなく、短時間でいいので毎日取り組むことで、脳の老化予防に励みましょう。

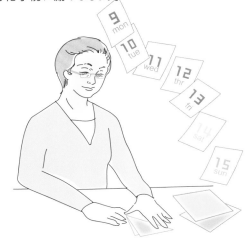

折り方をかえて折る

「思い出し」がスムーズになってきて、もの足りなさを感じるようになったら、次は折り方を工夫してみましょう。折り図とは別の順で折れないか試してみたり、折る角度をかえて完成形に変化をつけてみたり。考え、工夫し、積極的に脳を使っていきましょう。

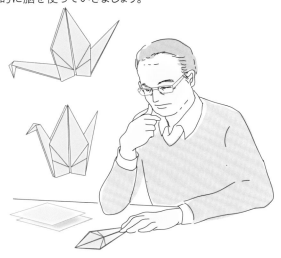

何度もトライする

同じ作品をくり返し折るのもいいですね。うまく折れなくてすぐに再挑戦する場合は別ですが、そうでない場合は、できれば時間をおいてから、二度目、三度目を取り組むのがおすすめです。時間をおくことで、思い出そうとする脳の筋トレ効果がアップします。

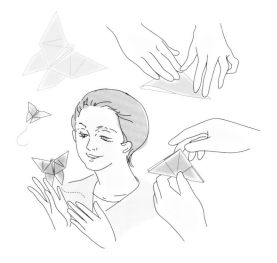

人に成果を披露する

まわりの人に成果を披露して、作品についてや、その思い出などについて話してみませんか。昔のことを思い出して人に話すことで、集中力、自発性、活動性などの向上が期待でき、認知症予防にも。コミュニケーションツールとしておりがみを役立てましょう。

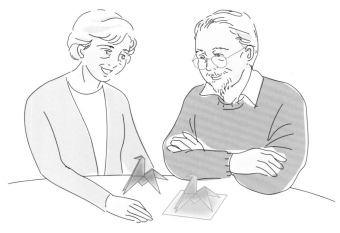

1章 思い出しトライアル！

このおりがみ折れますか？

おりがみの中でも、
広く知られているおなじみの作品を集めました。
何も見ずに折れるか、または少しのヒントで折れるか、いざチャレンジ！
「思い出し力」検定です。

折り方を覚えていることが大事なのではありません。
思い出そうと努力する、その脳の働きこそが大切なのです。
記憶をたどったり、
ああでもない、こうでもないと折ってみたりして
脳を大いに刺激しましょう。

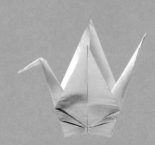

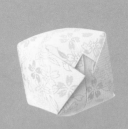

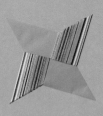

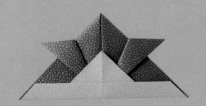

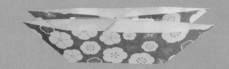

なつかしのおりがみ

何も見ないで
折れますか？

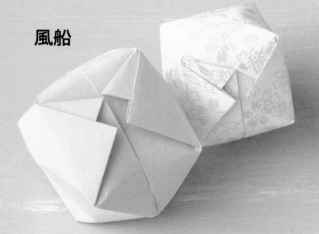

風船

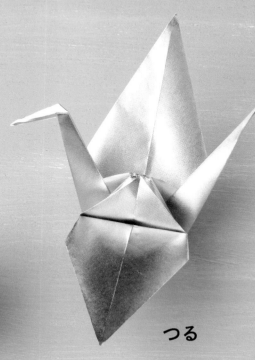

つる

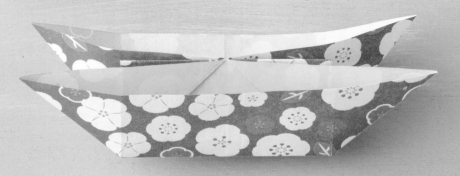

にそう舟

うろ覚えでもかまわないので、
とりあえず折ってみませんか。
「見ずに折れること＝記憶力」も
脳の働きとしては大事ですが、
「思い出そうとしながら折る」ことが
脳の活性化には効果的なのです。

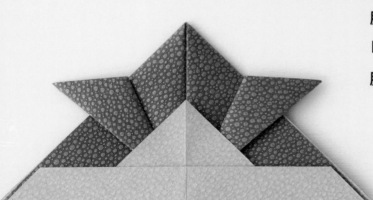

かぶと

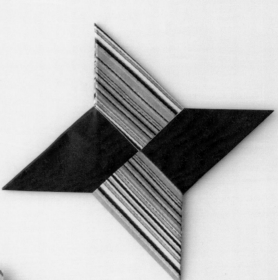

手裏剣

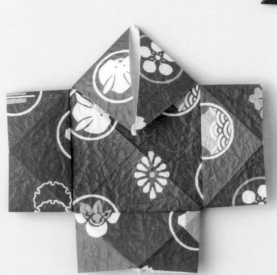

やっこさん

折り方ヒントは
14〜19ページ

つる

途中で断念したときは、あとに出てくる折り図を見て、何番の工程まで折れたのかを確認・記録しましょう

🗒 **トライした日と様子**

月	日 /
月	日 /
月	日 /

記入例：10月23日　ステップ2で折れた

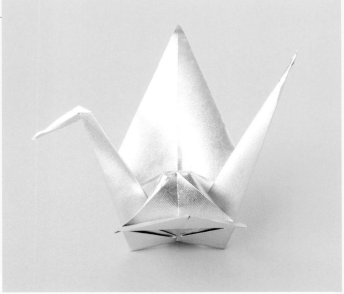

ステップ 1 — 何も見ないで折れますか？

「つる」の折り方を思い出せますか？　まずは何も見ずにトライ！ 試行錯誤するだけでも、脳の筋トレには◎です。スッとのびた首と、翼を広げた様子が優雅な作品です。

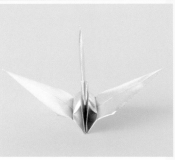

正面から見たところ

ステップ 2 — ヒントを見たら折れますか？

「開いてつぶす」という手順が何度か出てきます。

ヒント1
折り始めは
三角に2回

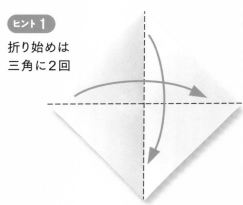

ヒント2
途中、袋を開いて
ひし形につぶす

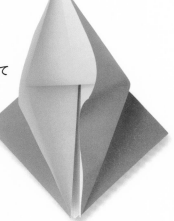

ステップ 3 — 折れなかったら／初めて折るなら…

折り図を見て最後まで折りましょう！
楽しみながら折るだけで、脳の筋トレになります。

折り図は
20ページに

かぶと

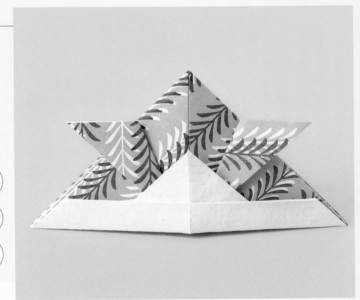

🖊 トライした日と様子

| 月　　日／ |
| 月　　日／ |
| 月　　日／ |

ステップ 1

何も見ないで折れますか？

左右に突き出た「鍬形」（ツノ）が凛々しい形です。

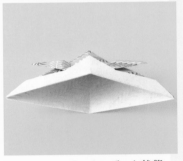

下からのぞいた状態

ステップ 2

ヒントを見たら折れますか？

鋭角の角が鍬形になります。

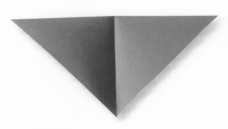

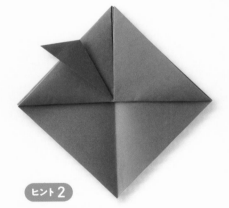

ヒント1

三角に折って、
おりすじをつけてスタート

ヒント2

角を外側に折って、
ツノ状に鍬形を作る

ステップ 3

折れなかったら／初めて折るなら…

折り図を見て最後まで折りましょう！

折り図は
22ページに

風船

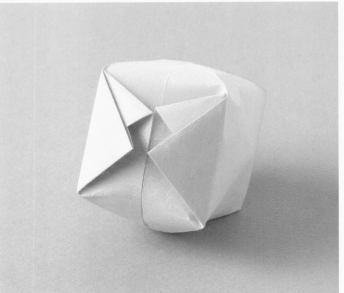

🖊 トライした日と様子

| 月　　日／ |
| 月　　日／ |
| 月　　日／ |

ステップ1

何も見ないで折れますか？

息を吹き込み、ボールのようにふくらませて遊びましたね。

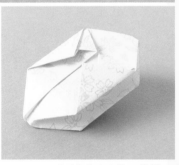

ふくらませる前の状態

ステップ2

ヒントを見たら折れますか？

左右も表裏も同じように折っていき、最後にふくらませます。

ヒント1

折り始めは
四角に2回

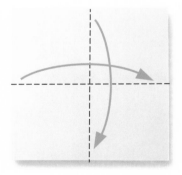

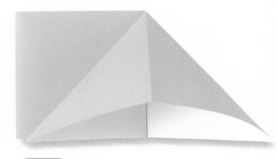

ヒント2

途中、袋を開いて
三角につぶす

ステップ3

折れなかったら／初めて折るなら…

折り図を見て最後まで折りましょう！

折り図は
23ページに

手裏剣

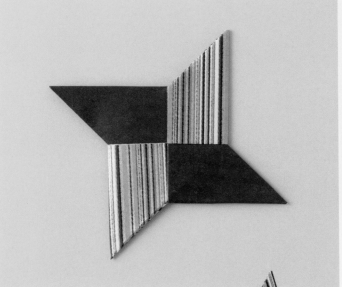

📓 **トライした日と様子**

| 月　日／ |
| 月　日／ |
| 月　日／ |

ステップ 1

何も見ないで折れますか？

忍者ごっこをして、投げて遊びませんでしたか？

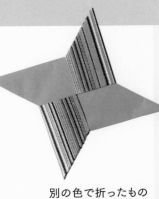

別の色で折ったもの

ステップ 2

ヒントを見たら折れますか？

色違いの2枚の紙で、似て非なる形を折って組み合わせます。

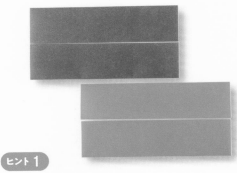

🏷 **ヒント1**

上下をまん中に向けて折る

🏷 **ヒント2**

2つを重ねて、
互い違いに端を
差し込む

ステップ 3

折れなかったら／初めて折るなら…

折り図を見て最後まで折りましょう！

折り図は **24** ページに

やっこさん

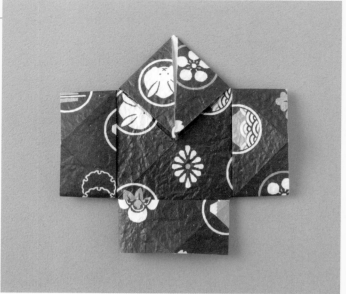

📧 トライした日と様子

月 日／

月 日／

月 日／

ステップ 1

何も見ないで折れますか？

着物を着たやっこが、すそを「お端折り」した姿を表しています。

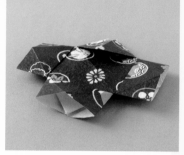

ステップ 2

ヒントを見たら折れますか？

中心に向けて4つの角を折り込むことを、何度かくり返します。

下のほうからのぞいた状態

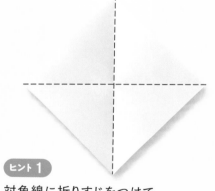

ヒント 1

対角線に折りすじをつけて、中心を割り出すところから折り始める

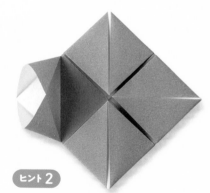

ヒント 2

最後は袋を開いてつぶし、着物の形に

ステップ 3

折れなかったら／初めて折るなら…

折り図を見て最後まで折りましょう！

折り図は
25ページに

にそう舟

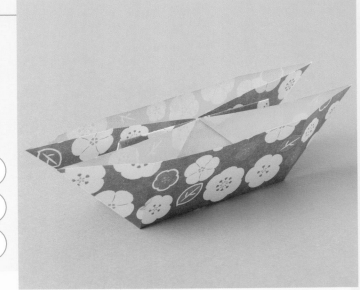

📌 トライした日と様子

| 月 日／ |
| 月 日／ |
| 月 日／ |

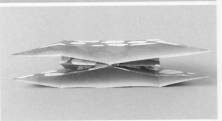

上から舟底を見た状態

ステップ 1

何も見ないで折れますか？

2艘の舟がつながった形です。

ステップ 2

ヒントを見たら折れますか？

上下左右を最後まで対称に折っていきます。

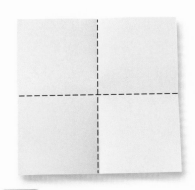

ヒント 1
十字に折りすじをつけてから折り始める

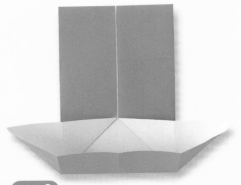

ヒント 2
こんな舟形を上下に作る

ステップ 3

折れなかったら／初めて折るなら…

折り図を見て最後まで折りましょう！

折り図は 26 ページに

つる

江戸の昔から愛されてきた伝承作品です。
すっきりとしたフォルムが、
つるの特徴をよく捉えていますね。

考えながら
折るといい **脳の筋トレPoint**

- どこが翼になっていくか
- 細く折り込んだところが首や尾に変わる様子
- 最後に広げると立体に変化する様子

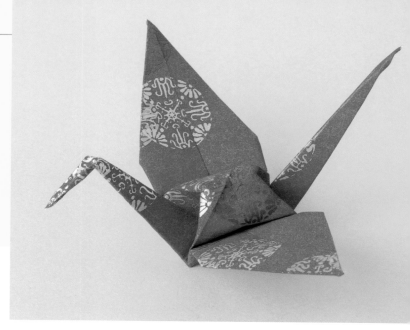

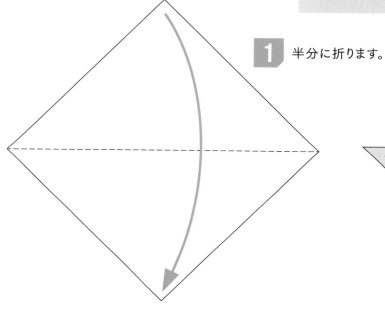

1 半分に折ります。

2 もう一度半分に折ります。

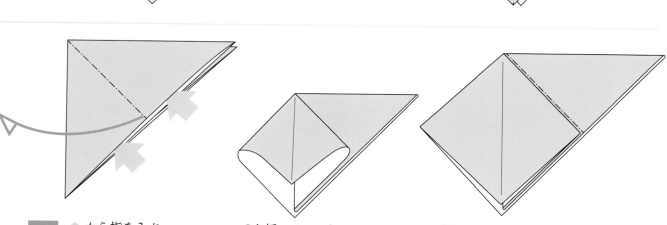

3 🔺から指を入れ、
矢印のほうへ開いて
四角につぶします。

3を折っているところ

4 裏も3と同様に
開いてつぶします。

5 点線の3カ所で折って、折りすじをつけます。

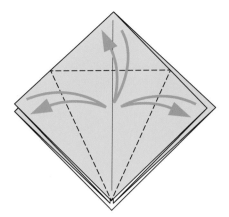

6 手前の角を上へ開きながら、5の折りすじを使ってひし形につぶします。

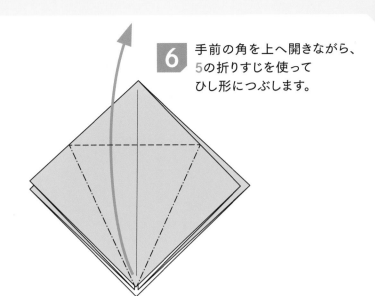

7 6を折っている様子。
折りすじのところで内側にたたむと、ひし形につぶれます。
裏も5〜7と同様に折ります。

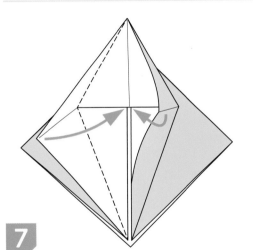

8 左右を細く折ります。裏も同様に。

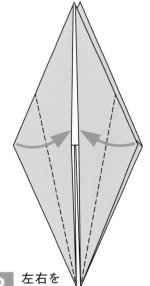

9 中割り折りで、下の角をそれぞれ左右に大きく折り上げます。

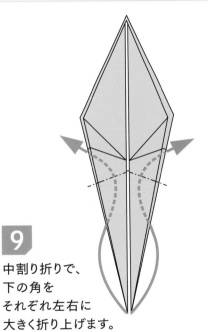

10 小さい中割り折りで頭を折ります。

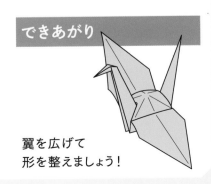

できあがり

翼を広げて形を整えましょう！

かぶと

子どものころに、新聞紙などで
折ってかぶった経験があるのでは。
「こどもの日」のモチーフです。

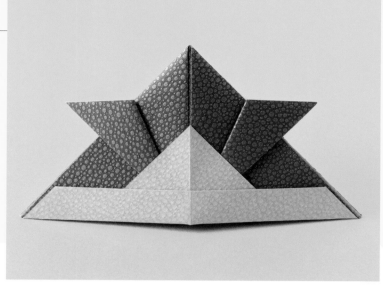

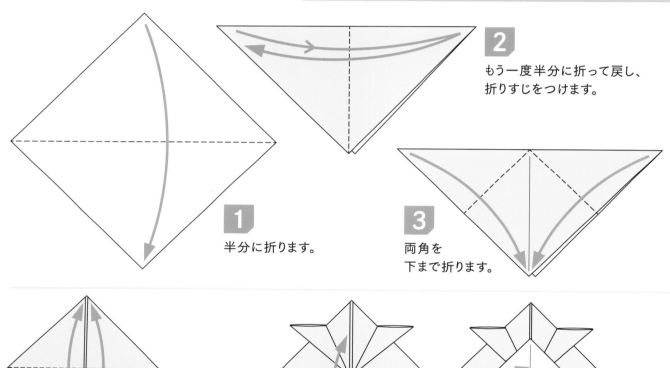

1 半分に折ります。

2 もう一度半分に折って戻し、
折りすじをつけます。

3 両角を
下まで折ります。

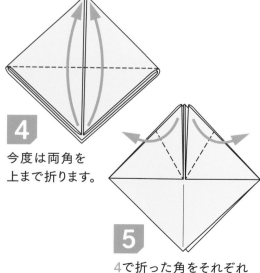

4 今度は両角を
上まで折ります。

5 4で折った角をそれぞれ
外に向けて折ります。

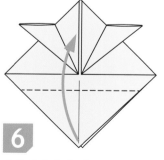

6 上を少し余らせて、
手前の1枚を点線のあたりで
折り上げます。

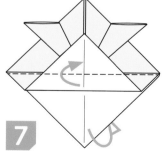

7 手前をまとめて点線のあたりで
折り上げます。奥の1枚は、同じところで
向こう側へ折り返します。

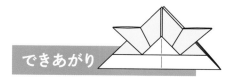

できあがり

※飾るときなど、後ろ側に白地が
見えないように仕上げたい場合
は、奥の1枚を内側に折り込むと
いいでしょう。

風船

慣れたら包装紙などで折っても。
コロンとしたかわいらしい形に
柄が映えます。

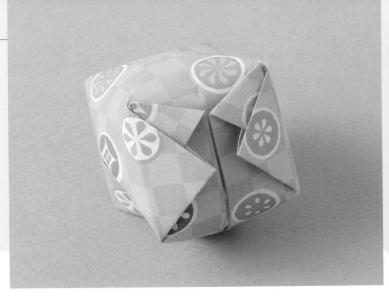

考えながら折るといい **脳の筋トレPoint**

● どのようにして吹き込み口ができるか
● 袋状にふくらむ様子を楽しむ

1 半分に折ります。

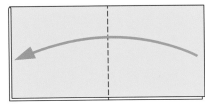

2 もう一度半分に折ります。

3 ⬆から指を入れ、
矢印のほうへ開いて
三角につぶします。

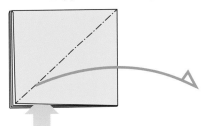

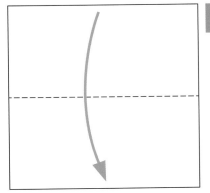

4 3を折ったところ。
裏も同様に開いてつぶします。

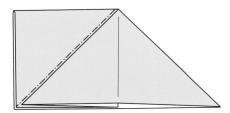

5 両角を上まで折ります。
裏も同様に。

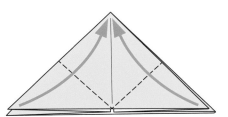

6

まん中で合うように両角を
折ります。裏も同様に。

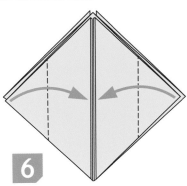

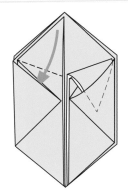

7 6で作った
袋の中に、
先を折り入れます。
裏も同様に。

8 下のあなから
息を吹いて
ふくらませます。

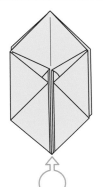

できあがり

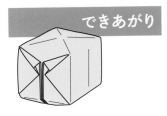

手裏剣

童心に返って忍者気分で
投げてみると、心楽しくなりそう。
色違いの紙2枚で折りましょう。

考えながら
折るといい **脳の筋トレPoint**

● 2枚の折りが微妙に異なる点に注意する
● 図と実物を注意深く見比べてみる

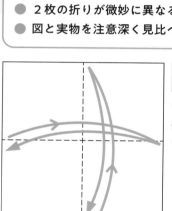

1 十字に
折りすじを
つけます。

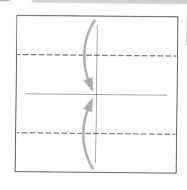

2 折りすじに合わせて
上下を折ります。

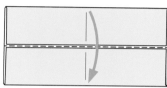

3 全体を半分に折ります。
色違いでもう1つ
同じものを折りましょう。

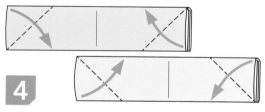

4 角をそれぞれ折ります。
2枚で折り方が違うので注意を。

5 ○のフチと
◎の折りすじが合うように、
それぞれななめに
折ります。

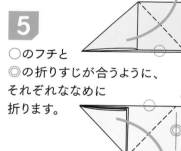

5を折ったところ

下だけ
うら
がえす

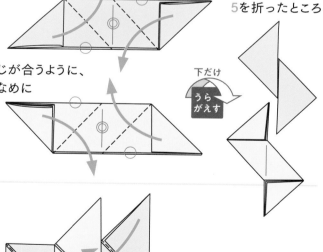

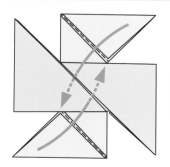

6を折ったところ

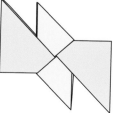

うら
がえす

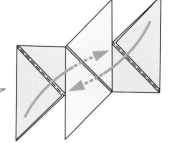

うら
がえす

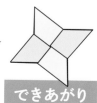

できあがり

6 2枚を重ねたら、折って
先をすき間に差し込みます。

7 裏返したら、もう片方も
折って先を差し込みます。

やっこさん

やっこさんと、やっこさんにはかせる
「はかま」、両方思い出して
折れたらベストです！

「はかま」は
33ページ参照

考えながら
折るといい　**脳の筋トレPoint**

● 「角4つを折って裏返す」を何回くり返すか
● 最後に四角につぶす箇所は何になる？

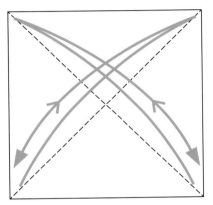

1 対角線に折りすじをつけます。

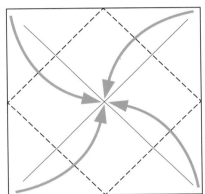

2 4つの角を
まん中まで折ります。

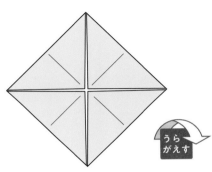

2を折ったところ

うらがえす

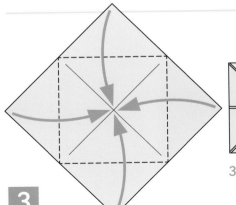

3 裏返したら、もう一度
角をまん中まで折ります。

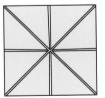

3を折ったところ

うらがえす

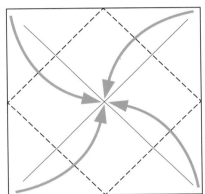

4 裏返してもう一度、
角をまん中まで折ります。

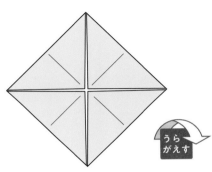

4を折ったところ

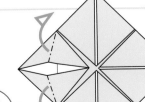

うらがえす

5 裏返したら、袋に指を入れ、
中を広げて四角につぶします。
1つの袋だけを残して
ほかも同様に。

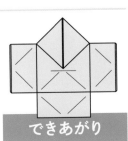

できあがり

にそう舟

おりがみの基本の折り方のひとつ。
生き物や花など多彩に変形していく
作品です（49、50ページなど参照）。

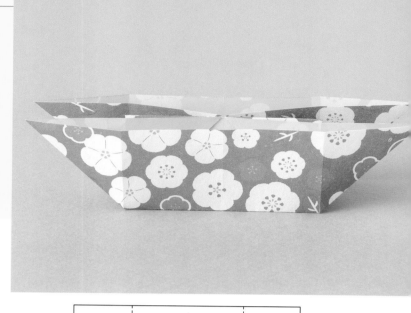

考えながら折るといい 脳の**筋トレPoint**

● 工程4で対角線に折りすじをつけると、
　その後が楽に
● その折りすじをつけなくても折れる？

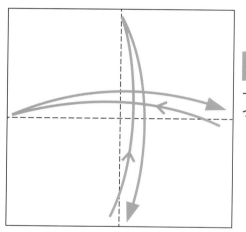

1 十字に折りすじを
つけます。

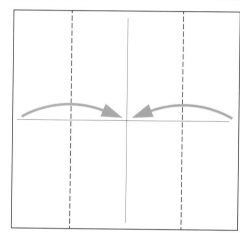

2 折りすじに
合わせて
左右を折ります。

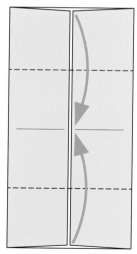

3 折りすじに合わせて
今度は上下を折ります。

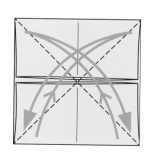

4 対角線に
折りすじをつけます。

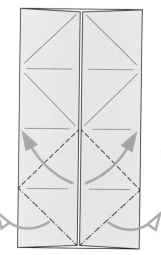

5 一度開いて図の形まで戻します。
折りすじを使って谷折りと山折りをし、
下半分の中を広げて台形につぶします。

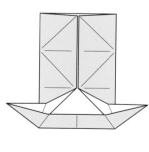

5を折っているところ

思い出しませんか？ こんな遊び

だまし舟

にそう舟の途中から別の折り方をすると、
「だまし舟」に。
子どもたちに披露すると喜ばれます。

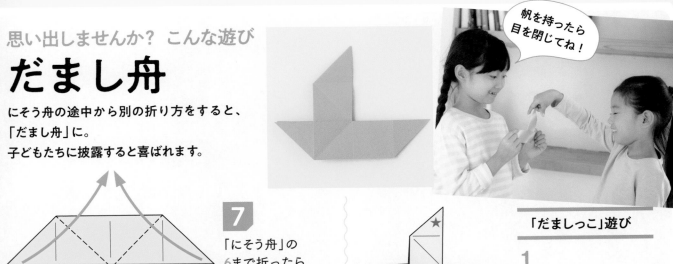

帆を持ったら
目を閉じてね！

7

「にそう舟」の
6まで折ったら、
左右の角を
上へ折ります。

うら
がえす

7を折ったところ

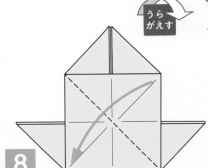

8 裏返したら、全体をななめに
折ります。

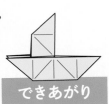
できあがり

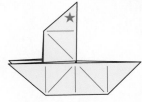

「だましっこ」遊び

1

相手に★の帆を持って目
をつぶってもらいます。

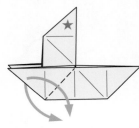

2

2枚になっているところを
そっと折り返します。

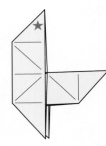

3

相手が目をあけたときに
は……あら不思議！ 帆で
はなく舳先を持っていま
す。

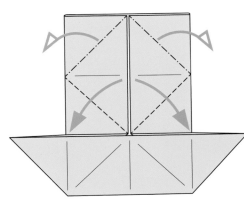

6 上半分も同様に台形につぶします。

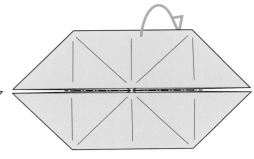

7 向こう側へ全体を半分に折ります。

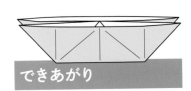
できあがり

注意力や集中力などが鍛えられるまちがい探し。よく見比べて、上と違うところを下の写真から探しましょう。まちがいは5カ所あります。

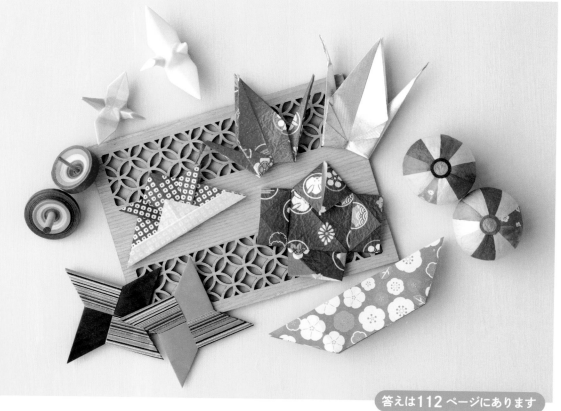

答えは112ページにあります

2章 実践！思い出しおりがみ

造形の楽しさや、展開のおもしろさに満ちた作品が
もりだくさんです。初めて折る作品も多いはず。

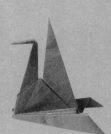

なるほど、ここをこう折るから、この形に変化するのか！
そんな「感じ・考える回路」をフルに使いながら折りましょう。
だんだんむずかしくなるので、チャレンジ心もくすぐられ、
意欲や達成感も脳の刺激になります。
そして二度目、三度目は、
「思い出しながら折る」の実践を。

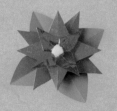

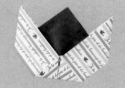

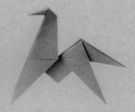

チューリップ

花と葉を別々に折ります。
右の花かごに添えて飾ると、
さらにかわいい仕上がりに。

考えながら
折るといい　**脳の筋トレPoint**

● 工程3をどんな角度に折れば、
チューリップらしい形に仕上がるか

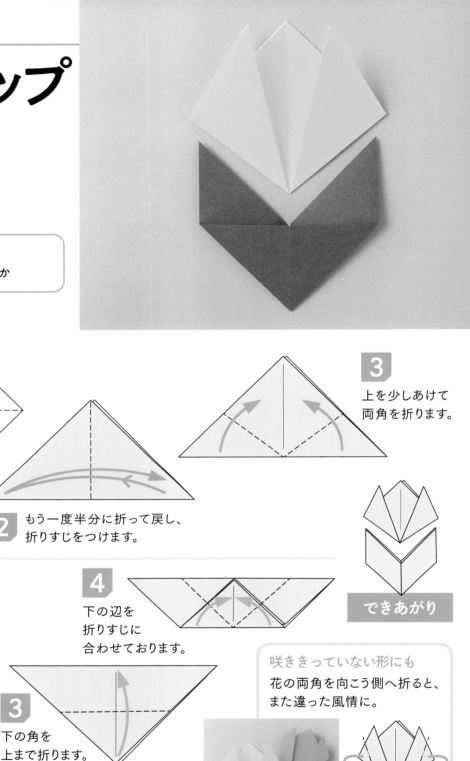

かんたん
★
★
★

【花】

1 半分に折ります。

2 もう一度半分に折って戻し、
折りすじをつけます。

3 上を少しあけて
両角を折ります。

4 下の辺を
折りすじに
合わせております。

できあがり

【葉】

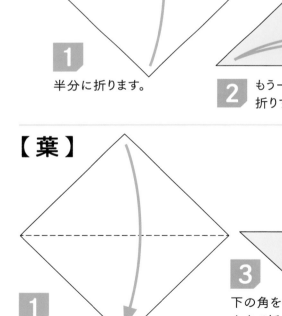

1 半分に折ります。

2 もう一度半分に折り、
折りすじをつけます。

3 下の角を
上まで折ります。

咲ききっていない形にも

花の両角を向こう側へ折ると、
また違った風情に。

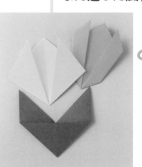
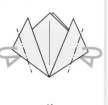

花かご

切り込みを1本入れるだけで、
かんたんに持ち手ができます。
そんなおもしろ味のある作品です。

考えながら
折るといい　**脳の筋トレPoint**

● 工程2と3でそれぞれに折りすじを
つけるのには、どういった意味があるのか

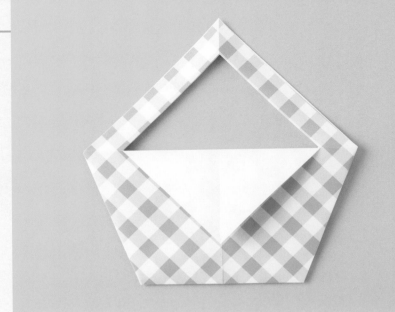

かんたん
★
★
★

1
半分に折ります。

2 もう一度半分に折って戻し、
折りすじをつけます。

3 さらに
折りすじをつけます。

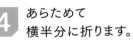

4 あらためて
横半分に折ります。

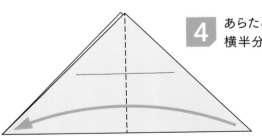

5 折りすじまで
切り込みを入れます。

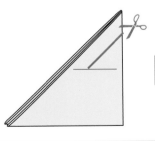

6 一度広げたら、
折りすじに合わせて
両角を折ります。

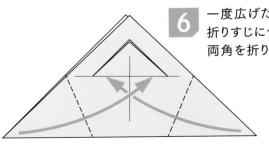

7 切り込みの
ところを折ります。
裏も同様に。

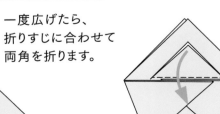

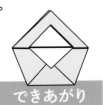

できあがり

31

栗

実といがを別々に折ります。
いがを柄の紙で折ると、
ポップな感じも楽しめます。

考えながら
折るといい **脳の筋トレPoint**

● 実といがの色や柄のバランス、紙選び
● いがの工程3、小さくたたまれた部分を
　引き出して広げる発想のおもしろさ

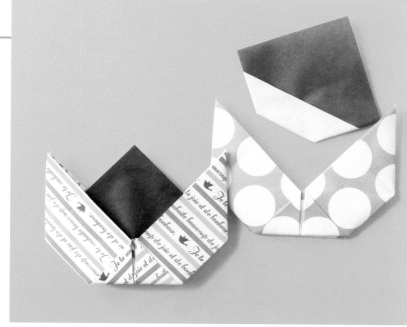

かんたん
★
★
★

【実】

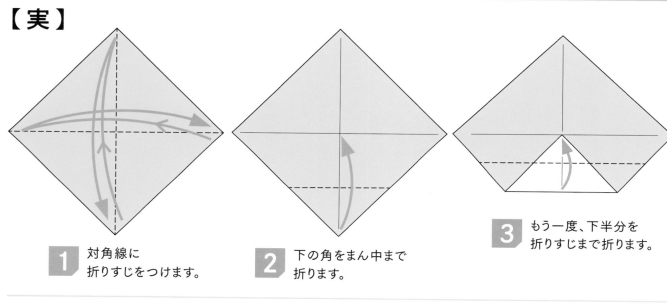

1 対角線に
折りすじをつけます。

2 下の角をまん中まで
折ります。

3 もう一度、下半分を
折りすじまで折ります。

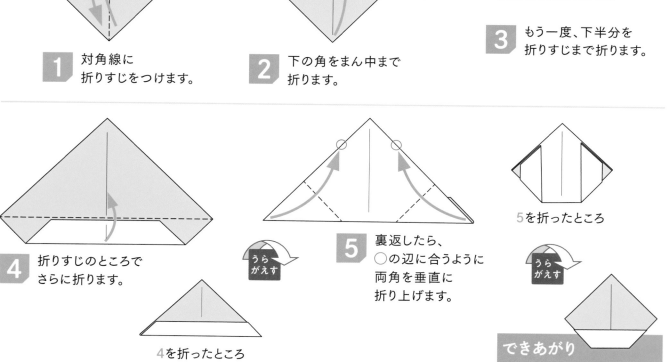

4 折りすじのところで
さらに折ります。

4を折ったところ

うら
がえす

5 裏返したら、
○の辺に合うように
両角を垂直に
折り上げます。

5を折ったところ

うら
がえす

できあがり

【 いが 】

使用する紙の比率

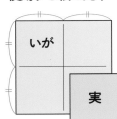

いが

実

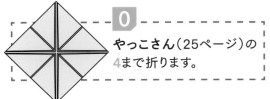

0 やっこさん（25ページ）の **4** まで折ります。

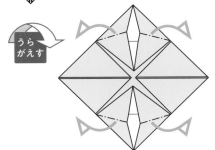

うらがえす

1 裏返したら、上下2つの袋に指を入れ、中を広げて四角につぶします。

2 全体を半分に折ります。

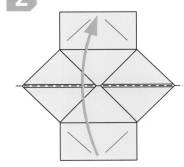

3 間に指を入れ、内側に折り込まれている角を外に引き出します。

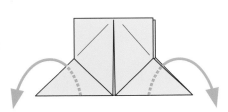

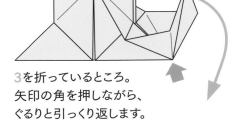

3 を折っているところ。矢印の角を押しながら、ぐるりと引っくり返します。

4 上の部分を内側へ折り込みます。

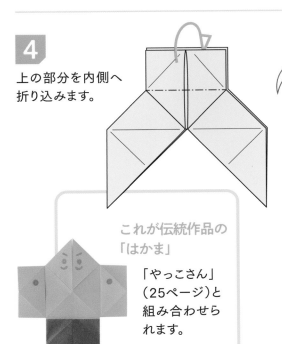

向きをかえる

5 左図は、**4** で折り込んだ状態です。同様に、残った部分も内側へ折り込みます。

できあがり

これが伝統作品の「はかま」

「やっこさん」（25ページ）と組み合わせられます。

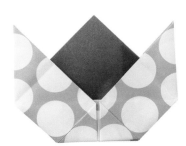

実をいがに差し込みましょう！

合体

33

きのこ

帽子をかぶったような形が
かわいらしい。柄おりがみを使い、
模様を生かしてみましょう。

考えながら
折るといい
脳の筋トレPoint

● 工程3や4の、折る角度によって、
いしづきや笠の形が変化する様子

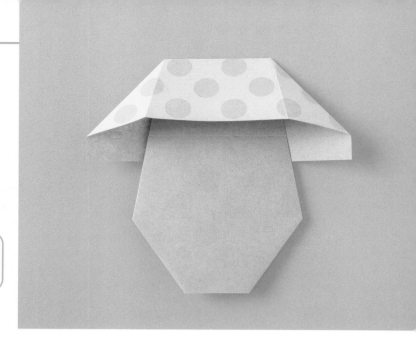

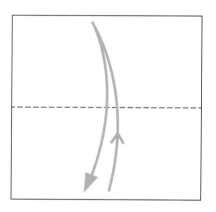

1 折りすじをつけます。

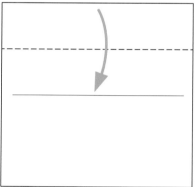

2 折りすじに合わせて
上を半分に折ります。

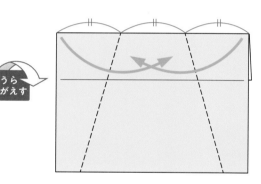

3 裏返したら、上辺を3等分した
あたりで点線のように折ります。

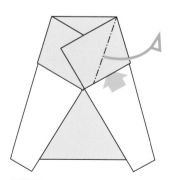

4 🔺から指を入れ、
矢印のほうへ向けて
開いてつぶします。

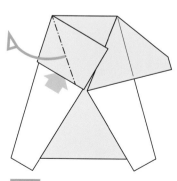

5 左も同様に、🔺から
指を入れ、矢印のほうへ
開いてつぶします。

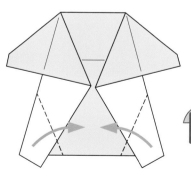

6 下をななめに折って、
軸の形に整えます。

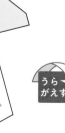

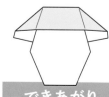

できあがり

イチゴ

両面おりがみを使っていますが、
裏が白い紙で折って、完成後に
ヘタの部分を緑にぬっても。

考えながら
折るといい **脳の筋トレPoint**

● 工程2で角をとび出させる加減によって、
　仕上がりがかわる。ベストな位置の模索を

※ここでは、片面が赤、片面が緑の両面おりがみで折っています。

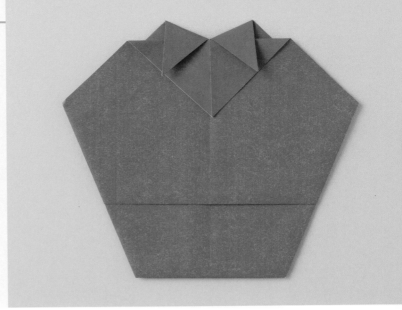

かんたん ★★★

1

まず、まん中に折りすじをつけます
（図のたての線）。
次に、半分に折ります。

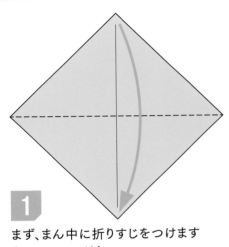

2

手前の1枚だけ折り返し、
上をとび出させます。

2を折ったところ

3

うら
がえす

裏返したら、
折りすじに合わせて
左右を折ります。

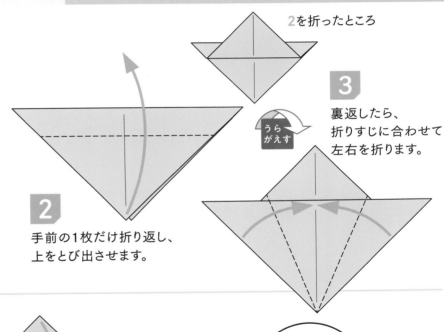

4

下の角を合わせ目まで折ります。

うら
がえす

5

裏返したら、
上の角を折り下げます。

6

下からのぞいた2つの角を
小さくななめに折ります。

できあがり

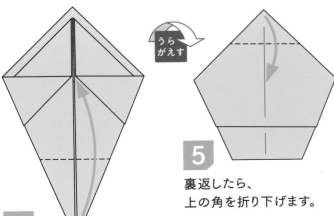

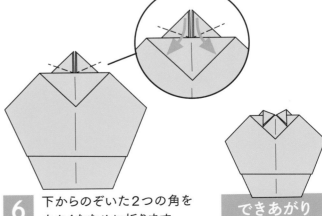

木の葉①②

花のおりがみに合わせやすい2種の葉。
仕上げたいサイズに合わせて、
紙を切ってから始めましょう。

考えながら
折るといい
脳の筋トレPoint

● 花の作品と合わせる場合、
平たい葉①と立体の葉②、どちらが合うか

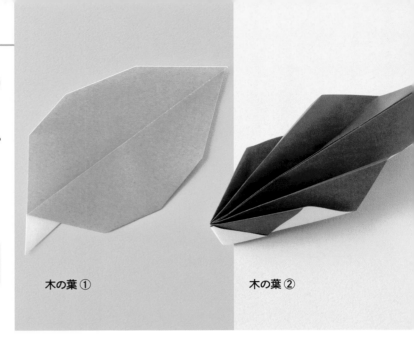

木の葉①　　　　　　木の葉②

【 木の葉① 】

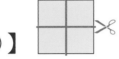

かんたん
★
☆
☆

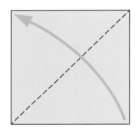

1 半分に
折ります。

2 少しずらして
折り返します。

3 両角を向こう側へ
折ります。

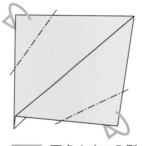

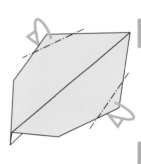

4 もう一度
向こう側へ
折ります。

できあがり

【 木の葉② 】

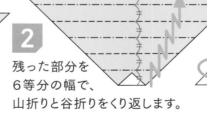

1 三角に切った
紙の下の角を
小さく折り返します。

2 残った部分を
6等分の幅で、
山折りと谷折りをくり返します。

3 向こう側へ全体を
半分に折ります。

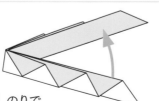

4 のりで
貼り合わせます。

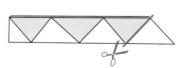

5 先を三角に
切り落として広げます。

できあがり

小鳥

羽をそろえて
今にも飛び立ちそうですね。
「はと」としても知られる伝統作品です。

考えながら
折るといい

脳の筋トレPoint

● 翼の幅を決めるのは工程3の折り幅。
　どのくらいの幅がベスト？

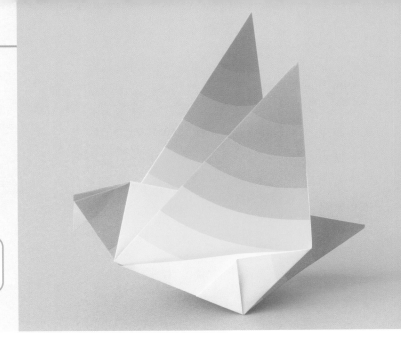

2章　難易度順にチャレンジ

かんたん

★☆☆

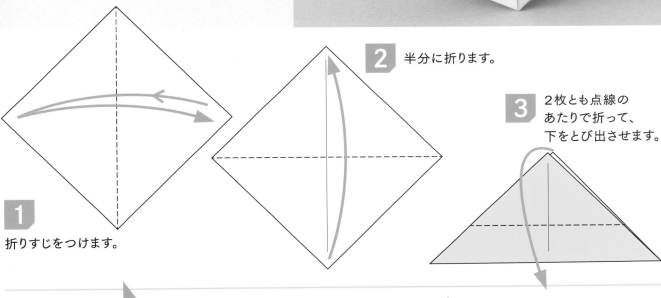

1 折りすじをつけます。

2 半分に折ります。

3 2枚とも点線の
あたりで折って、
下をとび出させます。

4 手前の1枚だけ、
点線のあたりで上へ折り返します。

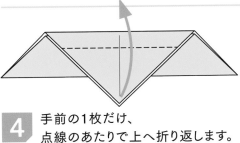

5 全体を
半分に折ります。

5を折ったところ

向きを
かえる

6 ★の角が右にくるように
向きをかえたら、
翼をななめに
折り上げます。
裏も同様に。

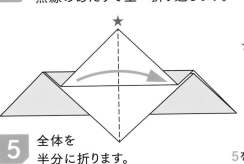

7 中割り折りで
くちばしを折ります。

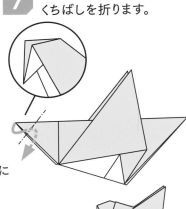

できあがり

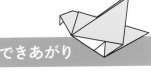

37

おんどり

最後にとさかを引っぱり上げ、
少しずらしてふくらみを作るのが
ポイントです。

考えながら
折るといい **脳の筋トレPoint**

● くちばしはどの段階で折っているか
● 見栄えのいい、とさかの角度は？

かんたん
★
★
★

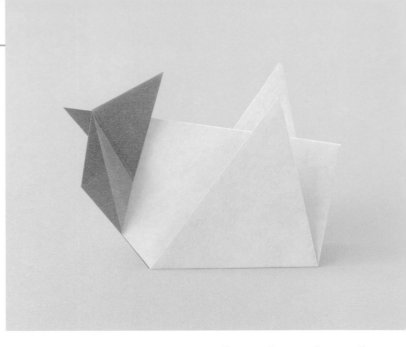

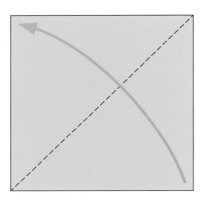

1 色のついた面を上にして、
三角に半分に折ります。

2 折りすじをつけます。

3 手前の1枚だけ図の位置で段折りに。
先が少しとび出すように折ります。

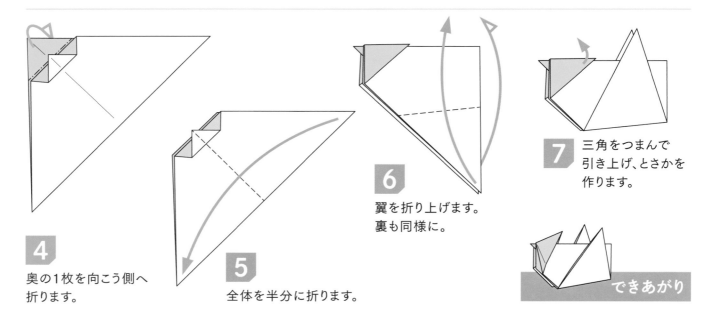

4 奥の1枚を向こう側へ
折ります。

5 全体を半分に折ります。

6 翼を折り上げます。
裏も同様に。

7 三角をつまんで
引き上げ、とさかを
作ります。

できあがり

ペンギン

体を揺らしながらよちよちと歩く姿が
見えるよう。頭の大きさや
角度によって、印象が変わります。

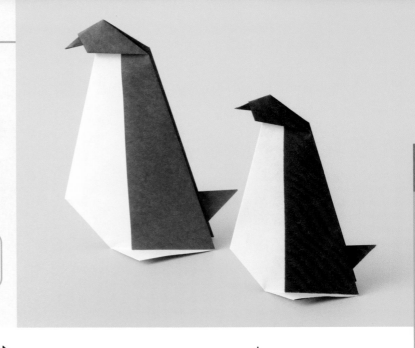

考えながら
折るといい　**脳の筋トレPoint**

● どんな位置・どんな角度で首を折ると、
　バランスのいい仕上がりになるか

かんたん

★
★
★

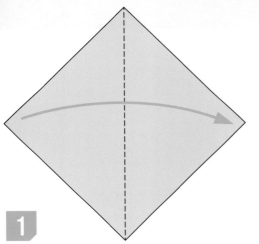

1　色のついた面を上にして、
半分に折ります。

2 点線のあたりで、
手前と向こうへ
三角に折ります。

3 下を大きく
中割り折りにし、
しっぽを作ります。

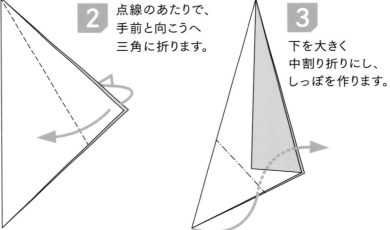

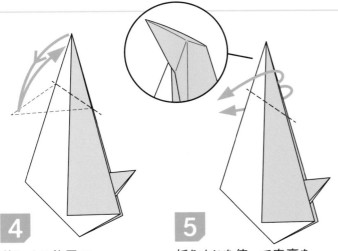

4　首にする位置で、
ななめに折りすじを
つけます。

5　折りすじを使って表裏を
引っくり返すようにして、
外割り折りにします。

6　段折りでくちばしを
折ります。

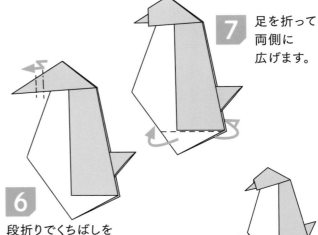

7 足を折って
両側に
広げます。

できあがり

せみ

「かぶと」の途中から展開させる作品。
折り方によって、背中の見た目に
変化をつけられます。

考えながら
折るといい　**脳の筋トレPoint**

● 厚みがあって折りにくい最後の工程を
　どう折るか（定規などで折りつぶしても）

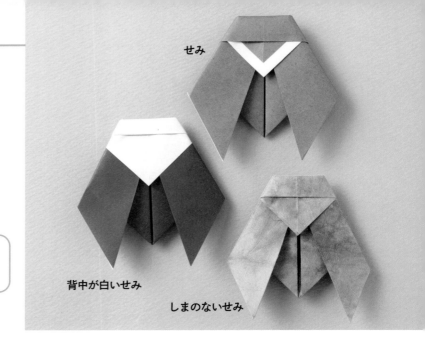

せみ

背中が白いせみ

しまのないせみ

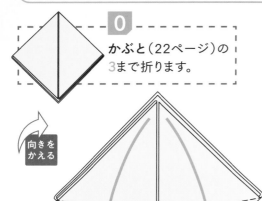

0 かぶと（22ページ）の
3まで折ります。

向きを
かえる

かんたん
★
★
★

1 上下の向きをかえたら、
上の角をそれぞれ少しななめに
折り、下をあけます。

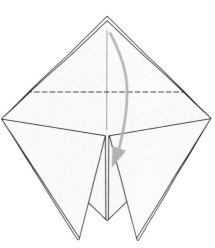

2 手前の1枚を点線のあたりで
折り下げます。

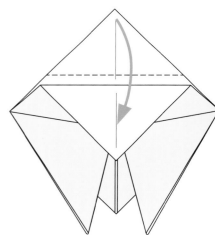

3 奥の1枚を少しずらして
折り下げます。

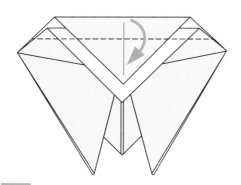

4 まとめて細く折ります。

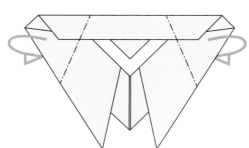

5 両脇を大きく
向こう側へ折ります。

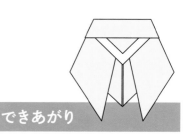

できあがり

カメ

こちらも「かぶと」の派生作品。
しゃれた和紙などで小さめに折れば、
箸置きにも使えます。

考えながら
折るといい **脳の筋トレPoint**

● 足になるのはどんな部分か
● 首が引っ込んで見える段折りのおもしろさ

かんたん

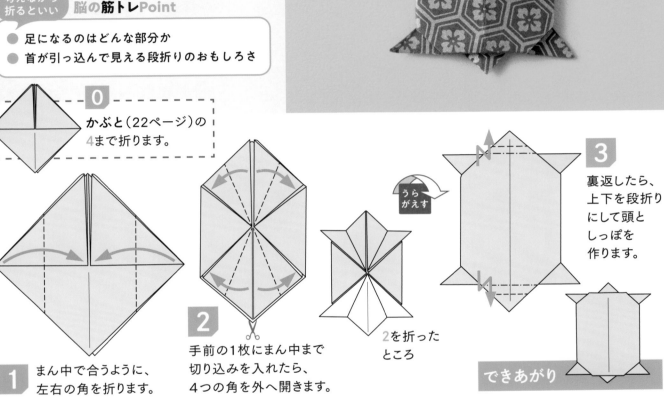

0 かぶと（22ページ）の
4まで折ります。

1 まん中で合うように、
左右の角を折ります。

2 手前の1枚にまん中まで
切り込みを入れたら、
4つの角を外へ開きます。

2を折った
ところ

うら
がえす

3 裏返したら、
上下を段折り
にして頭と
しっぽを
作ります。

できあがり

しまのないせみ

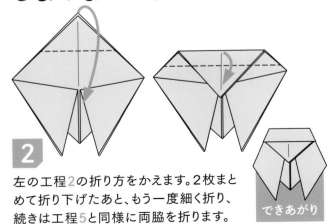

2 左の工程2の折り方をかえます。2枚まと
めて折り下げたあと、もう一度細く折り、
続きは工程5と同様に両脇を折ります。

できあがり

背中が白いせみ

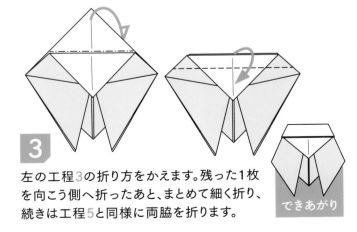

3 左の工程3の折り方をかえます。残った1枚
を向こう側へ折ったあと、まとめて細く折り、
続きは工程5と同様に両脇を折ります。

できあがり

金魚

かぶとから金魚へ、まさかの展開！
昔の人の発想や見立てはすごい、
と感嘆する作品です。

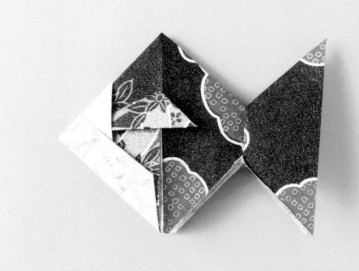

考えながら
折るといい

脳の**筋トレ**Point

- 「かぶと」の鍬形（ツノ）やかぶり口が、
  どのように生かされ、変化しているか
- 金魚らしい色柄の紙を探す楽しさも

かんたん
★
★
★

0

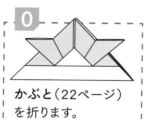

かぶと（22ページ）
を折ります。

1 かぶる部分に ⬆ から手を入れ、
大きく広げて横向きにつぶします。

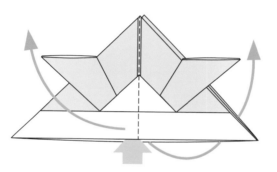

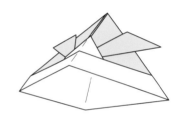

1を折っているところ

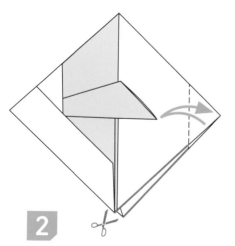

2 右の角を小さく折って折りすじをつけ、
そこまで切り込みを入れます。
切り込みは手前と奥の2カ所。

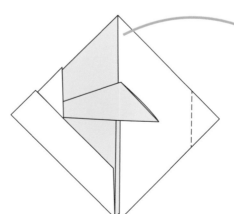

3 折りすじのところで、
表の1枚をぐるりと
引っくり返します。

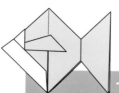

できあがり

うさぎ

耳を引き上げるとき
折り目は軽くつけるだけにしましょう。
ふっくらと仕上げます。

考えながら
折るといい 脳の**筋トレ**Point

● どこがしっぽになるのか
● かわいらしく仕上がる耳の角度は？

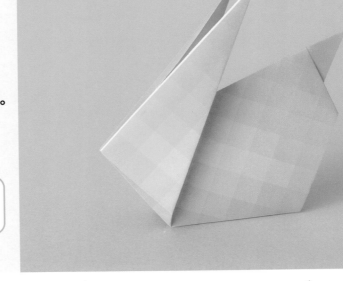

かんたん ★★★

1
まん中に折りすじをつけてから始めます。
折りすじに合わせて上下を折ります。

2
右の角を合わせ目まで
折ります。

3
点線のあたりで
小さく折り返します。

3を折ったところ

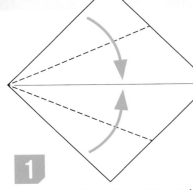

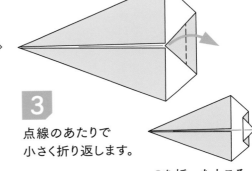

うら
がえす

4
裏返したら、
左の角を
図の位置まで折ります。

5
向こう側へ
全体を半分に
折ります。

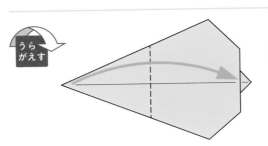

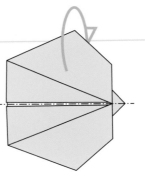

6
三角を引っぱり上げて
軽くつぶし、耳を作ります。

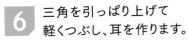

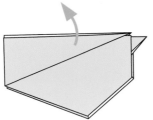

7
切り込みを入れて
耳を2つに分けます。

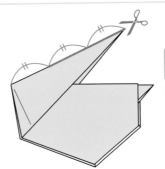

できあがり

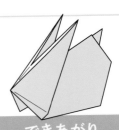

折りすじを使って耳の中
をふっくらさせましょう。

43

舟

シンプルな見た目の舟です。
立体的な作りを生かして、
器としても使えます（79ページ参照）。

（79ページ参照）

考えながら
折るといい **脳の筋トレPoint**

● つけた折りすじがどう生かされて
立体になるのか、変化を楽しむ

かんたん
★
★
★

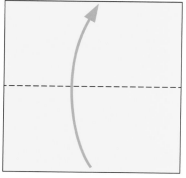

1 色のついた面を上にして
半分に折ります。

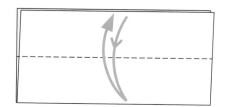

2 折りすじをつけます。

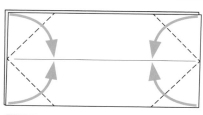

3 折りすじに合わせて角を
それぞれ折ります。
上は手前の1枚だけを折ります。

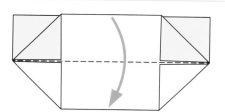

4 手前の1枚を半分に
折ります。

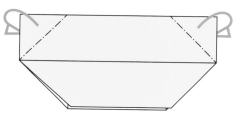

5 奥の角を同様に
向こう側へ折ります。

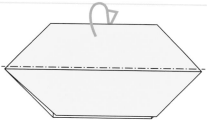

6 上半分を向こう側へ
折ります。

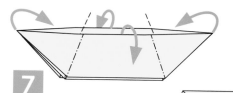

7 間を広げながら
左右の先を
中心に寄せてつぶし、
六角形にたたみます。

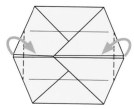

8 上下をそれぞれまん中まで
折って戻します。

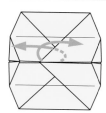

9 両端を
少し内側へ
折ります。

10 7で折った角を
外へ開き、
立体に。

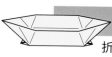

できあがり

折りすじをしっかり
なぞって形を整えます。

帆かけ舟

両面折り紙で帆に柄が出るように
折りました。帆を無地にして絵や
海賊マークなどを描けば、
子どもは大喜び!

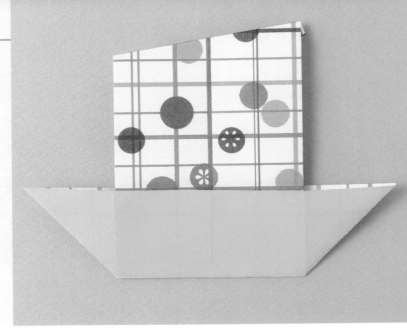

考えながら
折るといい 脳の**筋トレ**Point

● 「にそう舟」(26ページ)の派生作品。
折り方が似ていることを意識して

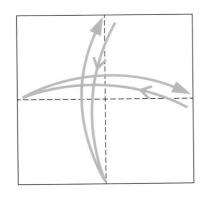

1 十字に
折りすじをつけます。

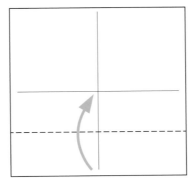

2 折りすじに合わせて
下を半分に折ります。

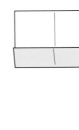
2を折ったところ

うらがえす

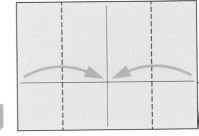

3 裏返したら、折りすじに合わせて左右を
半分に折ります。

かんたん
★
★
★

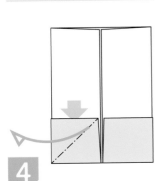

4 ▽から指を入れ、
矢印のほうへま横に開いて
つぶします。

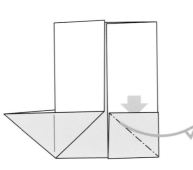

5 右も同様に
開いてつぶします。

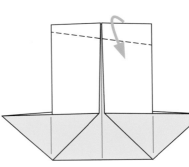

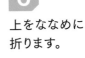

6 上をななめに
折ります。

うらがえす

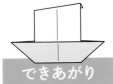
できあがり

45

あじさい

最後に花びらを広げるところは、
開花の瞬間のよう。四角い小花をたくさん
折って、あじさいに見立てます。

考えながら
折るといい 脳の**筋トレ**Point

● 指を入れて押し広げることで、
　開花するかのような様態を楽しむ
● 花びらを開く角度にも工夫の余地が

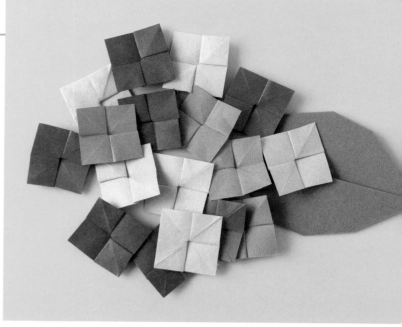

※上の写真では、「木の葉①」（36ページ）と合わせています。

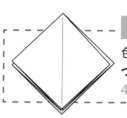

0

色のついた面を上にして、
つる（20ページ）の
4まで折ります。

向きを
かえる

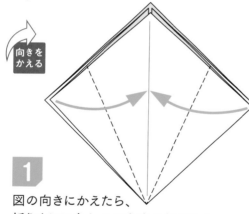

1

図の向きにかえたら、
折りすじに合わせて左右を折ります。

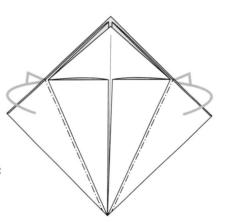

2 裏も同様に
折ります。

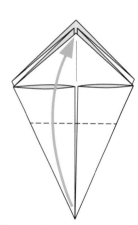

3 下の角をてっぺんまで
折ります。

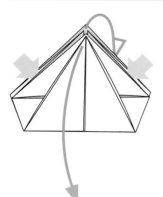

4

　から紙の間に
指を入れ、
グッと押して
花びらを広げます。

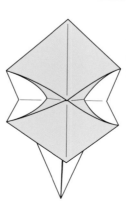

4を広げているところ。
そのまま上から
平たく押しつぶします。

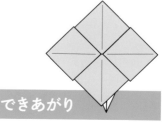

できあがり

あじさいからのアレンジ3作

工程4で花びらを広げる前にハサミを入れると、いろいろな植物へと変化させられます。

朝顔

花を模して、上を丸く切るだけ。
色ムラのある紙で折ればそれだけでも朝顔らしく、
また別色で折った小花を差し入れて作れば、
色合いの楽しい朝顔ができます。

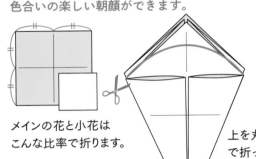

メインの花と小花は
こんな比率で折ります。

上を丸く切ります。白など
で折った小花を中に差
し込んだら、続きは「あじ
さい」と同様に花びらを
広げます。

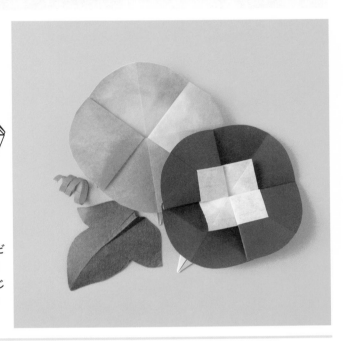

梅の花

小さい紙で折ると可憐に。
花芯は紙片で作って
添えましょう。

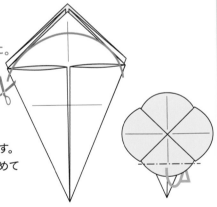

これも上を丸く切ります。
広げてから、下をまとめて
向こう側へ折ります。

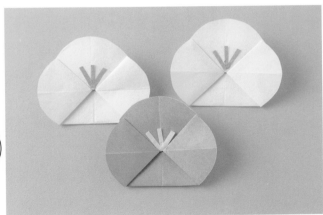

クローバー

幸福シンボル、
四つ葉のクローバーは
緑の紙を使います。

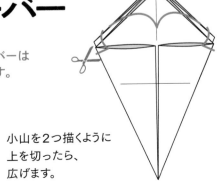

小山を2つ描くように
上を切ったら、
広げます。

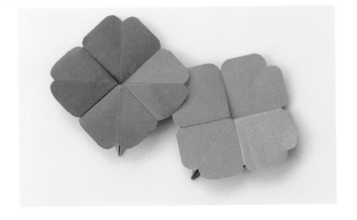

ふつう
★★★

47

ふつう
★
★
★

ポインセチア

「あじさい」にひと手間加えて星形に。
大中小3つ折って重ねることで、
ポインセチアの多層感を表しています。

脳の**筋トレ**Point

● 切り込みを入れて4弁を切り離すことで、
星形にかわる変化を楽しむ

写真の作品は15センチ、13センチ、
10センチのおりがみ3枚で折りまし
た。緑の葉と花芯は添え物です。

0 色のついた面を上にして、
あじさい（46ページ）の
2まで折ります。

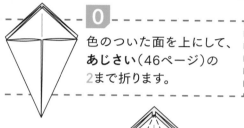

1 上の左右を折って
折りすじをつけます。
裏も同様に。

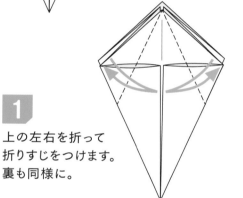

2 下の角をてっぺん
まで折ります。

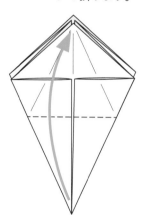

3 ⬇から紙の間に指を入れ、
グッと押して葉を広げます。

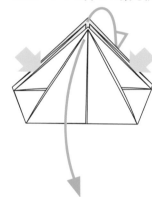

3を折って
いるところ

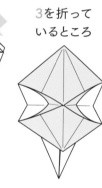

4 図の4カ所の葉が重なっている
折り目を、ハサミなどで開きます。

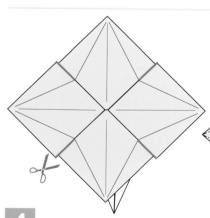

5 折りすじのところで両側を向こうへ
折ります。葉4枚とも同様に。

6 **5**を折ったところ。
同じ折り方で
大中小の
3つを折ります。

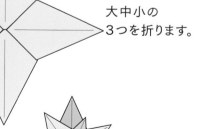

3つを
貼り合わせ
ましょう。

できあがり

シクラメン

下向きに開き、
花びらをそり返らせて咲くシクラメン。
「にそう舟」のアレンジです。

茎と葉は添え物です。

考えながら
折るといい **脳の筋トレPoint**

● 半分に2回折るだけで、舟の舳先（へさき）が
花びら4弁にかわるおもしろさ

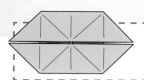

0
にそう舟（26ページ）の
6まで折ります。

向きを
かえる

ふつう
★★☆

1を折ったところ。
花びらがずれて折れます。

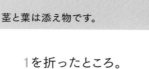

1
図の向きにかえたら、
山折りで全体を
半分に折ります。
ただし、ま半分でなく、
少しななめに
ずらして折ります。

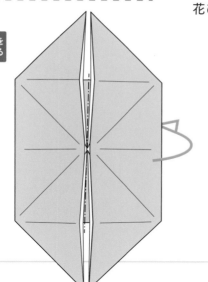

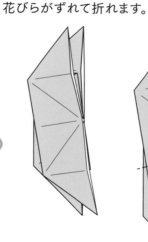

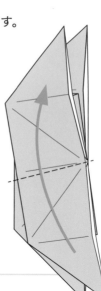

2
今度は上下半分に、
少しななめに
折ります。

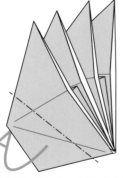

3
4弁がずれて折れました。左をまとめて
向こう側へ折り、細身にします。

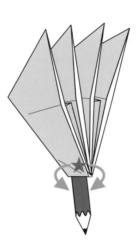

4
ペンなどを使い、
花びらの根元（★のあたり）に
丸みをつけます。

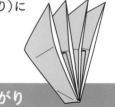

できあがり

49

ちょうちょ

折りすじが作り出す起伏が美しい
作品です。模様が映える作品なので、
紙選びも楽しみましょう。

2章
難易度順にチャレンジ

考えながら
折るといい **脳の筋トレPoint**

● 「にそう舟」の舳先は、ちょうちょのどこの
部分に変化したのか

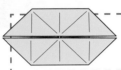

0 にそう舟（26ページ）の
6まで折ります。

ふつう
★
★
☆

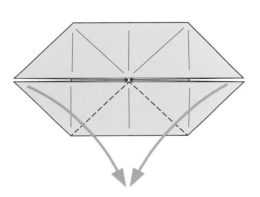

1 折りすじのところで
左右の角を下に折ります。

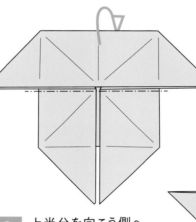

2 上半分を向こう側へ
折ります。

3 手前の1枚の角を
点線のところで
小さく折ります。

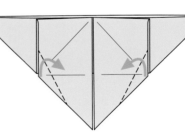

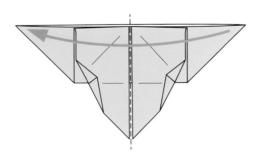

4 全体を半分に折ります。

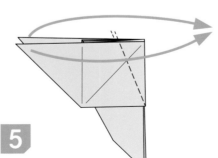

5 右に縦長の三角を
残すようにして、2つの羽を
大きく折り出して広げます。

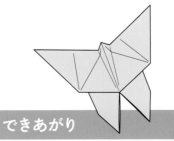

できあがり

バッタ

「つる」の途中から変化させます。
とがった三角を立てた後ろ足が、
今にもピョーンと跳びそうな形態。

> 考えながら折るといい 脳の**筋トレPoint**

- 「つる」の派生作品ならではのシャープさ
- どこが足になっていくか？

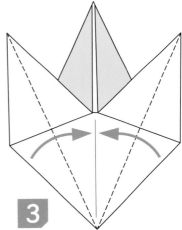

0
つる（20ページ）の
5まで折ります。

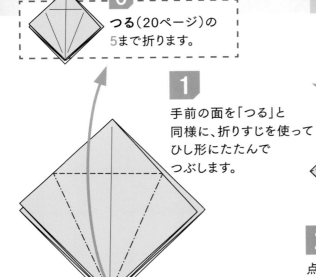

ふつう
★★☆

1
手前の面を「つる」と
同様に、折りすじを使って
ひし形にたたんで
つぶします。

2
点線のところでそれぞれを
ななめ上へ折ります。

3
できたひし形をそれぞれ
半分に折ります。

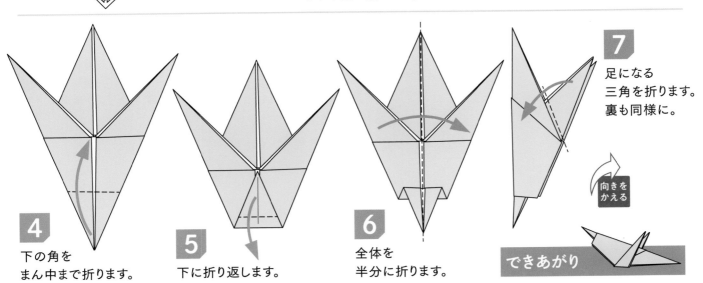

4
下の角を
まん中まで折ります。

5
下に折り返します。

6
全体を
半分に折ります。

7
足になる
三角を折ります。
裏も同様に。

向きをかえる

できあがり

51

かたつむり

袋状になっているカラと、
小さな触覚がポイント。思わず童謡を
口ずさみたくなる作品です。

考えながら
折るといい 脳の**筋トレPoint**

● 中割り折りで作る頭としっぽの
　見栄えのいい角度は？

ふつう
★
★
☆

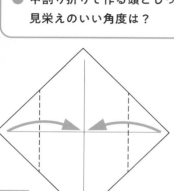

1 まず、対角線に折りすじを
つけます。次に、まん中まで
左右を折ります。

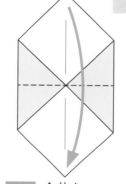

2 全体を
半分に折ります。

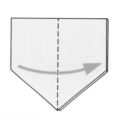

3 さらに横半分に
折ります。

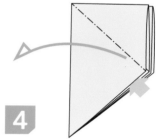

4 🔺から袋に指を入れ、
矢印のほうへ開いてつぶします。
裏も同様に。

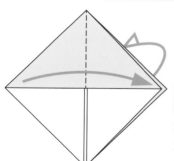

5 折りずらして、
次に折る面を
かえます。

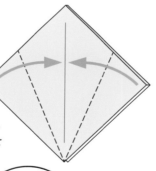

6 フチと折りすじを
合わせて
左右を折ります。
裏も同様に。

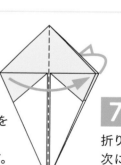

7 折りずらして、
次に折る面を
かえます。

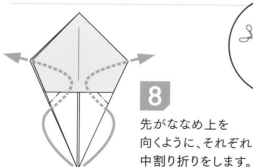

8 先がななめ上を
向くように、それぞれ
中割り折りをします。

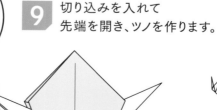

9 切り込みを入れて
先端を開き、ツノを作ります。

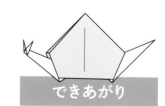

できあがり

くわがた

くわがたをはじめとする
昆虫のおりがみは、子どもに
折ってあげると喜ばれそうです。

考えながら
折るといい **脳の筋トレPoint**

● 「にそう舟」の舳先（へさき）が、
　2本のツノへと変化するおもしろさ

0

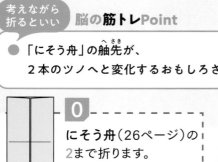

にそう舟（26ページ）の
2まで折ります。

1

折りすじに
合わせて
上を半分に
折ります。

2

点線のところで
それぞれななめに
折り、折りすじを
2本つけます。

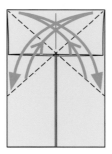

3

図の形まで戻したら、
「にそう舟」と同様に、
折りすじを使って上半分を
台形に開いてつぶします。

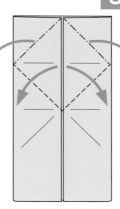

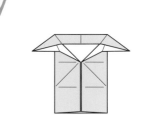

3を折っているところ

ふつう
★★☆

4

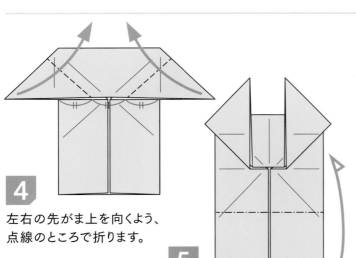

左右の先がま上を向くよう、
点線のところで折ります。

5

点線のあたりで
向こう側へ折ります。

6

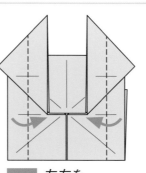

左右を
細く折ります。

7

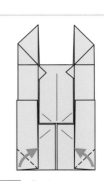

角を
小さく折ります。

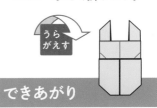

うら
がえす

できあがり

とんぼ

とんぼのシャープな姿が見事に
表れている、昔ながらのおりがみ。
「つる」からの派生作品です。

考えながら折るといい 脳の**筋トレPoint**

● 「つる」とどこが似て、どこが違うか、
　折り方を比較するとおもしろい

ふつう
★
★
☆

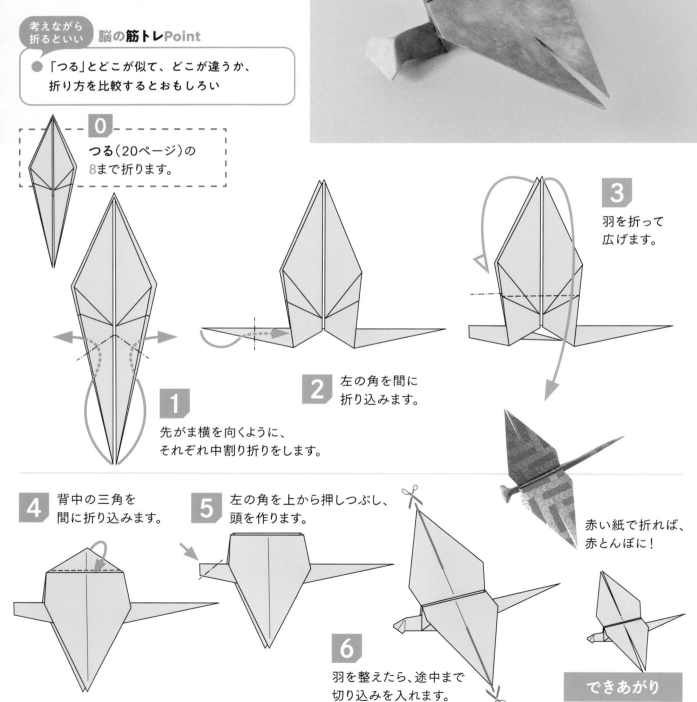

0 つる（20ページ）の
　8まで折ります。

1 先がま横を向くように、
　それぞれ中割り折りをします。

2 左の角を間に
　折り込みます。

3 羽を折って
　広げます。

赤い紙で折れば、
赤とんぼに！

4 背中の三角を
　間に折り込みます。

5 左の角を上から押しつぶし、
　頭を作ります。

6 羽を整えたら、途中まで
　切り込みを入れます。

できあがり

風船金魚

こちらは「風船」からの派生作品。
ぷっくりした形と、吹くとふくらむ点が
風船ゆずりです。

> 考えながら
> 折るといい

脳の筋トレPoint

● 袋状に折った部分は金魚のどこになるか？
● 金魚らしい色柄の紙選びも楽しい

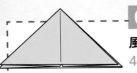

0　風船（23ページ）の
4まで折ります。

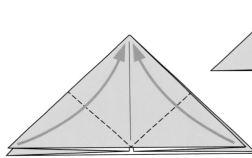

1　手前の1枚だけ、
両角を上まで折ります。

2　まん中で合うように
左右の角を折ります。

3　小さく2回折って、角を袋の中に
折り入れます。右も同様に。

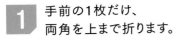

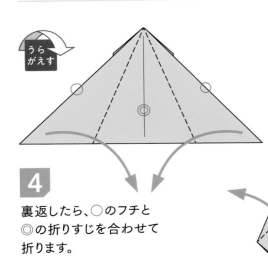

> うら
> がえす

4　裏返したら、○のフチと
◎の折りすじを合わせて
折ります。

> 向きを
> かえる

5　先がま横を
向くように
左を折ります。

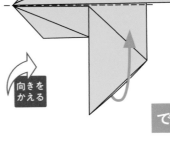

6　図の向きにかえたら、
起こして尾びれを
立てます。

できあがり

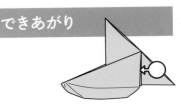

おしりのすき間からストローなど
を差し込んでふくらませます。

オットセイ

高く頭をもたげたオットセイは、
今にもボールや輪をつついて
曲芸をしそうですね。

2章
難易度順にチャレンジ

考えながら
折るといい　**脳の筋トレPoint**

● 前半は「魚折り」と呼ばれる、「こいのぼり」
　（94ページ）とも共通する折り方
● こいのぼりと形状の共通点を探してみても

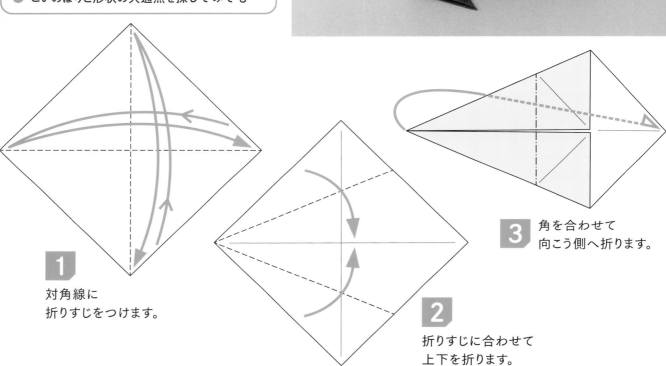

1 対角線に
折りすじをつけます。

2 折りすじに合わせて
上下を折ります。

3 角を合わせて
向こう側へ折ります。

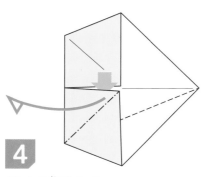

4 ▽から指を入れ、
矢印のほうへ開いてつぶします。

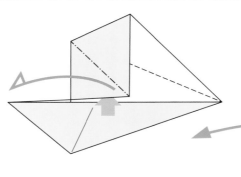

5 4と同様に、△から指を入れ、
上も開いてつぶします。

6 手前の1枚を
左へ大きく折り返します。

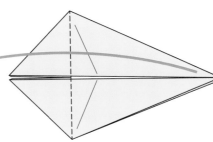

ふつう
★★☆

7 全体を半分に折ります。

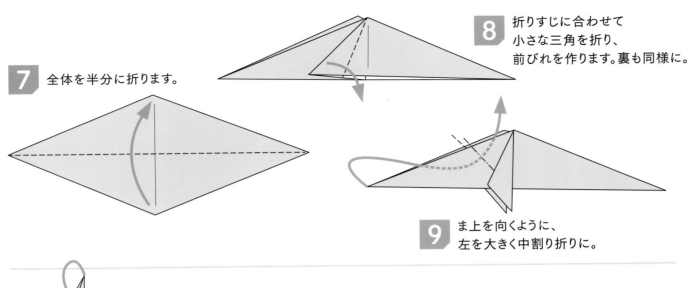

8 折りすじに合わせて小さな三角を折り、前びれを作ります。裏も同様に。

9 ま上を向くように、左を大きく中割り折りに。

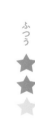

ふつう

10 もう一度中割り折りをし、今度は首を作ります。

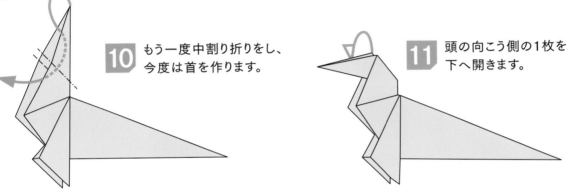

11 頭の向こう側の1枚を下へ開きます。

12 頭部のアップです。先を内側に折ります。

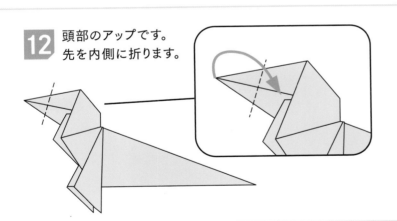
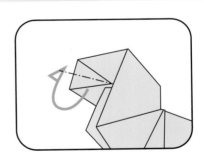

13 11で開いたところを上へ戻します。

14 中割り折りで足びれを作ります。

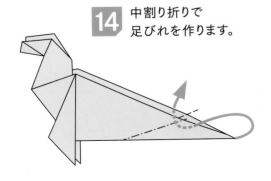

15 前びれの先をそれぞれ折って起こします。

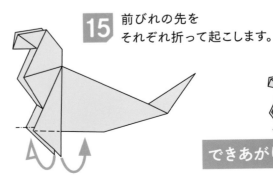
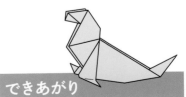

できあがり

えび

段折りでえびの体の節を
表現しています。和紙などの
やわらかめの紙が折りやすいです。

考えながら
折るといい **脳の筋トレPoint**

● 実は「つる」（20ページ）の応用作品。
　折り方の似ている箇所を見つけられる？
● 段折りにした節が曲がる様子

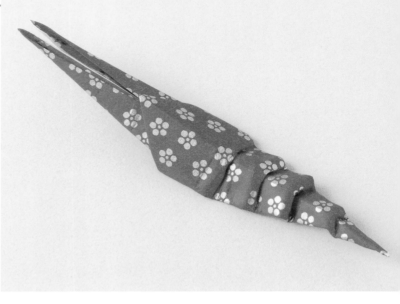

ふつう
★
★
★

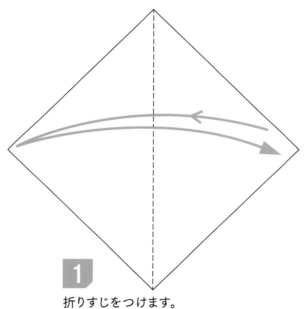

1 折りすじをつけます。

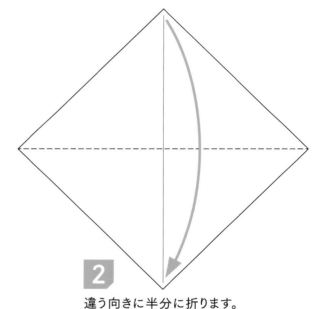

2 違う向きに半分に折ります。

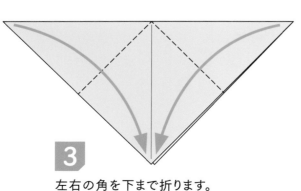

3 左右の角を下まで折ります。

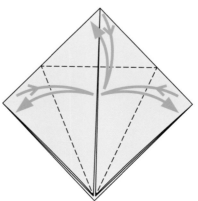

4 点線の3カ所で折って、
折りすじをつけます。

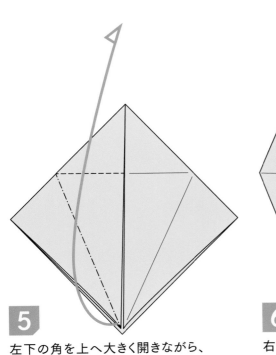

5 左下の角を上へ大きく開きながら、
4の折りすじを使って三角につぶします。

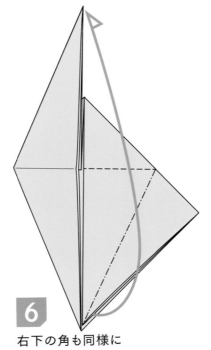

6 右下の角も同様に
開いてつぶします。

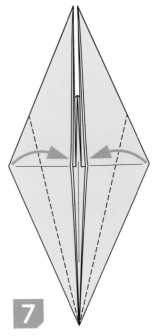

7 左右を細く折ります。

ふつう
★★★

8 上の部分だけ
さらに細く折ります。

9 全体を半分に
折ります。

10 少し残して
下に折り返します。

11 同様に
谷折りと山折りを
くり返し、
3カ所で
段折りにします。

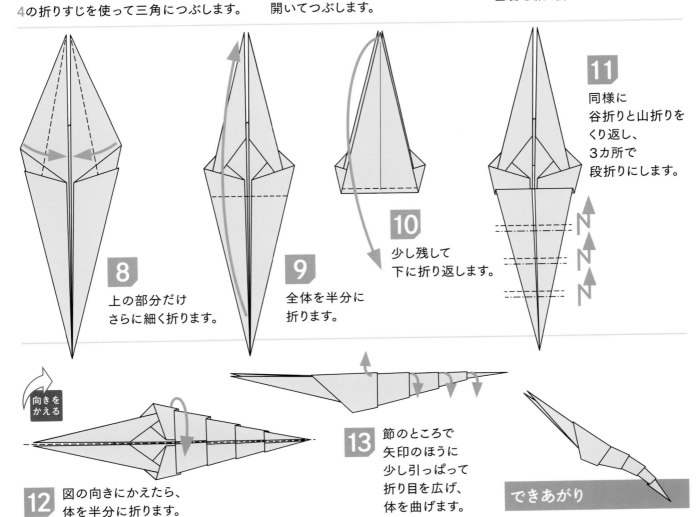

12 図の向きにかえたら、
体を半分に折ります。

向きを
かえる

13 節のところで
矢印のほうに
少し引っぱって
折り目を広げ、
体を曲げます。

できあがり

馬

馬の姿をよく捉えていて、
「ここは足かな」「しっぽかな」と
楽しく折れる作品です。

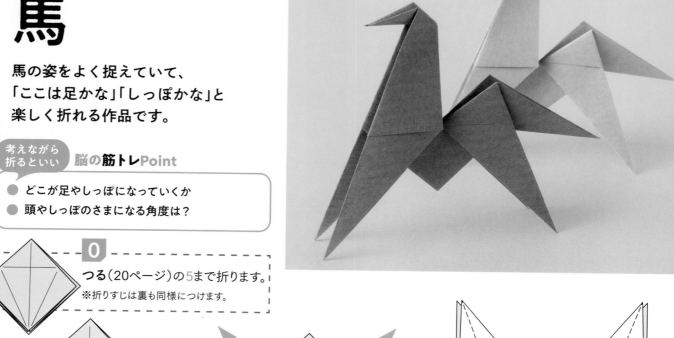

考えながら
折るといい ● **脳の筋トレPoint**

● どこが足やしっぽになっていくか
● 頭やしっぽのさまになる角度は？

0 つる（20ページ）の**5**まで折ります。
※折りすじは裏も同様につけます。

1 手前と奥の1枚ずつを折りすじ
まで切ります。

2 切った三角をそれぞれ点線のところで
上へ折ります。裏も同様に。

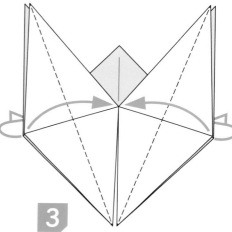

3 できたひし形をそれぞれ
半分に折ります。裏も同様に。

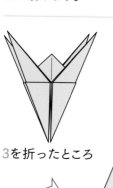

3を折ったところ

向きを
かえる

4 上下の向きをかえたら、
右を中割り折りにします。

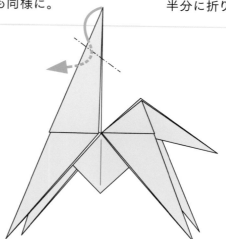

5 左は上のほうで中割り折り
にして、頭を作ります。

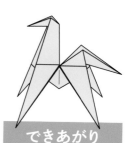

できあがり

2章 難易度順にチャレンジ

ふつう
★
★
☆

60

雪うさぎ

雪の中でまん丸になったうさぎの
かわいらしい姿が表現されています。
「風船」からの派生作品です。

考えながら
折るといい　**脳の筋トレPoint**

● 「風船」のコロリとした形状がうまく
　生かされている点を意識して

0
風船（23ページ）の
5まで折ります。

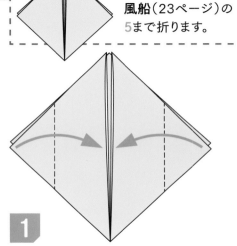

1
手前の1枚だけ、まん中で
合うように左右の角を折ります。

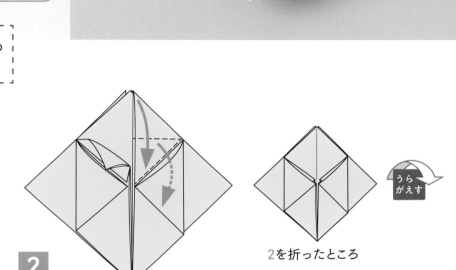

2
小さく2回折って、角を袋の中に
折り入れます。左も同様に。

2を折ったところ

うら
がえす

ふつう
★
★
★

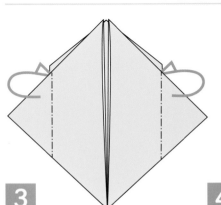

3
裏返したら、
左右の角を向こう側へ
折って間にはさみます。

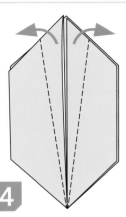

4
外側へ向け、細長い三角を
折って耳を作ります。
ここの折りすじはしっかりと。

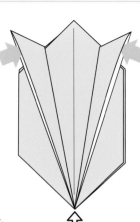

5
から指を入れて耳を広げ、
軽く押さえながら
息を吹いてふくらませます。

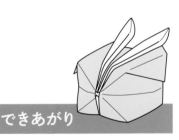

できあがり

むずかしい

★
★
★

つばめ

交差させた尾羽や肩のラインが、
つばめらしさ満点！ 折る角度や幅など、
工夫しがいのある作品です。

考えながら
折るといい **脳の筋トレPoint**

● 翼を水平に折り出せるか
● 頭とくちばし、見栄えのいいバランスは？

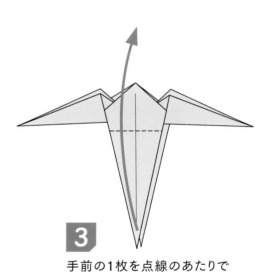

0
つる（20ページ）の
8まで折ります。

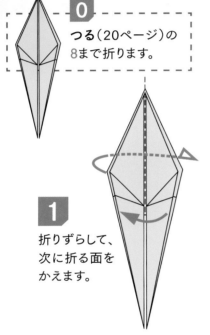

1
折りずらして、
次に折る面を
かえます。

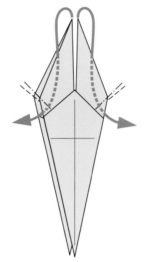

2
先がま横を向くように、それぞれ
中割り折りをします。これが翼に。

3
手前の1枚を点線のあたりで
上へ折ります。

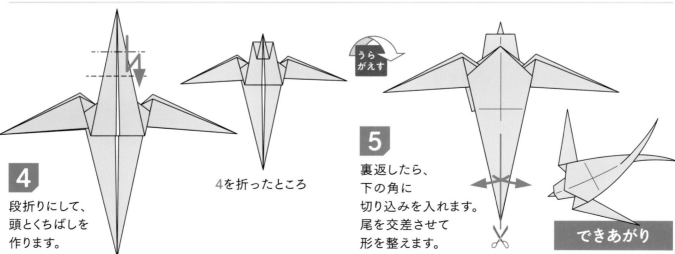

4
段折りにして、
頭とくちばしを
作ります。

4を折ったところ

うら
がえす

5
裏返したら、
下の角に
切り込みを入れます。
尾を交差させて
形を整えます。

できあがり

カラス

何かをねらっているようにも、
思索にふけっているようにも見える
愛きょうのあるカラスです。

考えながら
折るといい **脳の筋トレPoint**

● よりカラスらしい形態になる、
　頭の大きさや足の角度は？

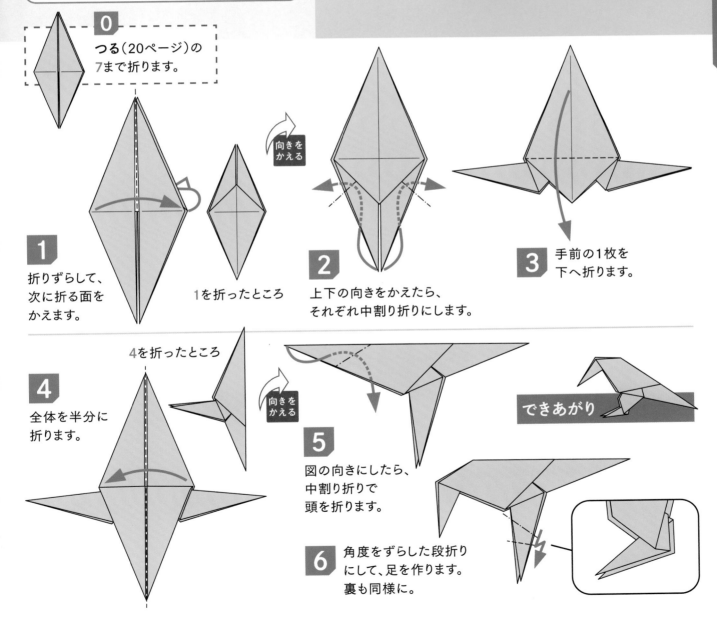

0
つる（20ページ）の
7まで折ります。

1
折りずらして、
次に折る面を
かえます。

1を折ったところ

2
上下の向きをかえたら、
それぞれ中割り折りにします。

向きを
かえる

3
手前の1枚を
下へ折ります。

むずかしい
★
★
★

4
全体を半分に
折ります。

4を折ったところ

5
図の向きにしたら、
中割り折りで
頭を折ります。

向きを
かえる

6
角度をずらした段折り
にして、足を作ります。
裏も同様に。

できあがり

63

かえると
おたまじゃくし

かえるはピョンと跳ばして遊べる作品。
子どもと跳ばしっこ競争をしても
盛り上がります。

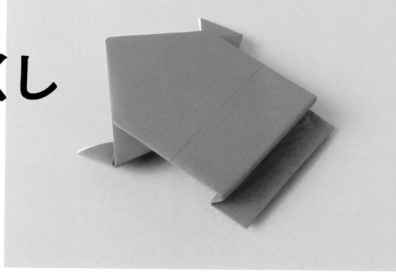

考えながら
折るといい **脳の筋トレPoint**

● かえるが跳ぶ秘訣は、バネ状の足。段折りを
どのくらいの幅・強さで折ると、跳びやすいか

むずかしい
★
★
★

【 かえる 】

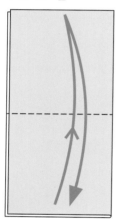

1 半分に折ってから始めます。
さらに半分に折って、
折りすじをつけます。

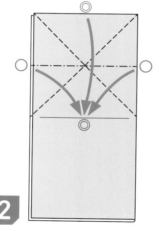

2 谷折りを2本と山折りを1本、
折りすじをつけます。○と○、
◎と◎が合うようにたたみます。

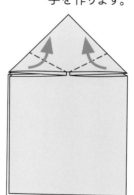

3 左右の角を
上へ折って
手を作ります。

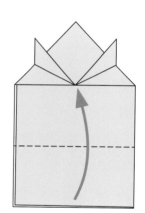

4 下を半分に
折り上げます。

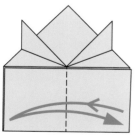

5 下だけまん中に
折りすじを
つけます。

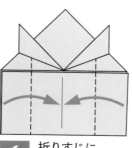

6 折りすじに
合わせて左右を
折ります。

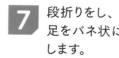

7 段折りをし、
足をバネ状に
します。

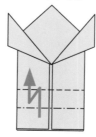

7を折ったところ

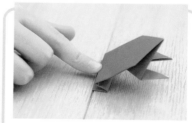

ピョンピョン跳ねる
おしりを指先で引っかくようにする
と、ピョンと跳ねます。

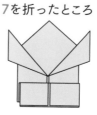

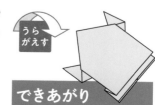

うら
がえす

できあがり

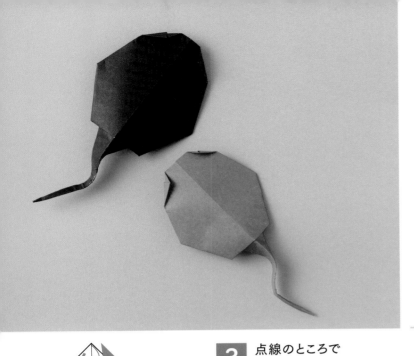

【 おたまじゃくし 】

1 折りすじをつけてから始めます。
折りすじに合わせて左右を折ります。

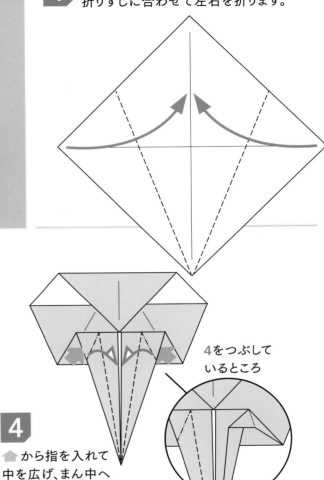

3 点線のところで
折り返します。

4をつぶして
いるところ

2 下の角を
てっぺんまで折ってから、
上の角を折り下げます。

4 ⬆から指を入れて
中を広げ、まん中へ
寄せて細くつぶします。

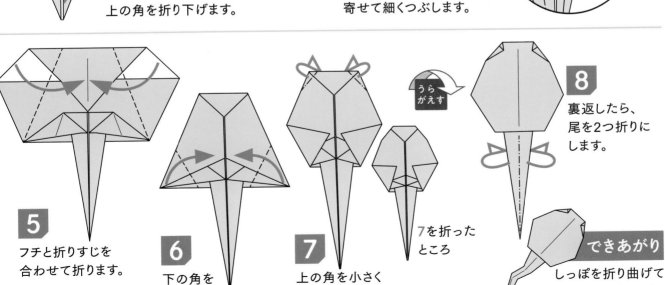

5 フチと折りすじを
合わせて折ります。

6 下の角を
内側に折ります。

7 上の角を小さく
向こう側へ折ります。

7を折った
ところ

うら
がえす

8 裏返したら、
尾を2つ折りに
します。

できあがり
しっぽを折り曲げて
表情をつけましょう。

折り羽づる

水平に広がった羽が美しい変わりづる。
大判のしなやかな和紙などで
折るのがおすすめです。

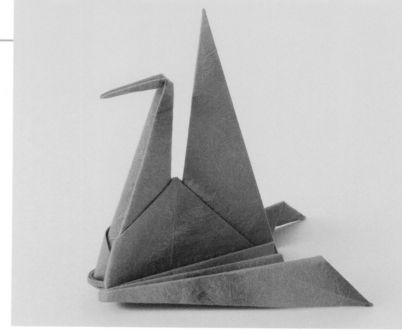

考えながら
折るといい　**脳の筋トレPoint**

● 羽は常に半分の角度に折りたたんでいっている
　ことを意識して
● 羽の折り幅をそろえて折れるか

0
つる（20ページ）の
7まで折ります。

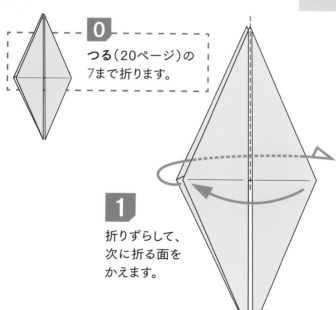

1
折りずらして、
次に折る面を
かえます。

2
点線のところで
上へ折ります。これが羽に。
ここから先の工程は、
すべて裏を同様に
折っていきます。

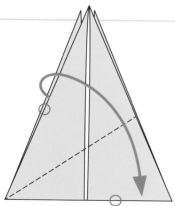

3 上の一枚の○と○の辺が
合うように折ります。

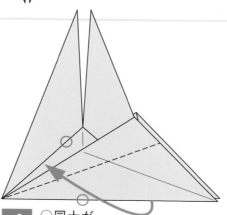

4 ○同士が
合うように折ります。

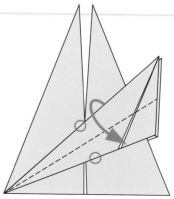

5 ここも○同士が合うように
半分に折ります。

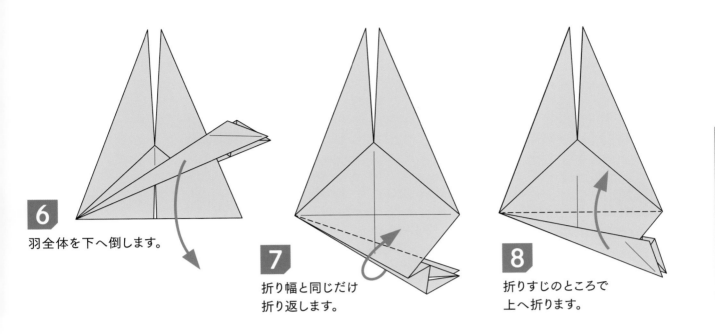

6

羽全体を下へ倒します。

7

折り幅と同じだけ
折り返します。

8

折りすじのところで
上へ折ります。

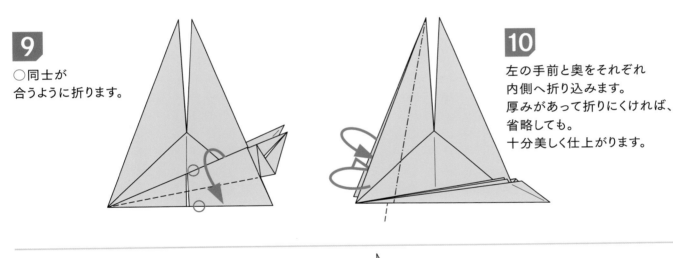

9

○同士が
合うように折ります。

10

左の手前と奥をそれぞれ
内側へ折り込みます。
厚みがあって折りにくければ、
省略しても。
十分美しく仕上がります。

むずかしい
★
★
★

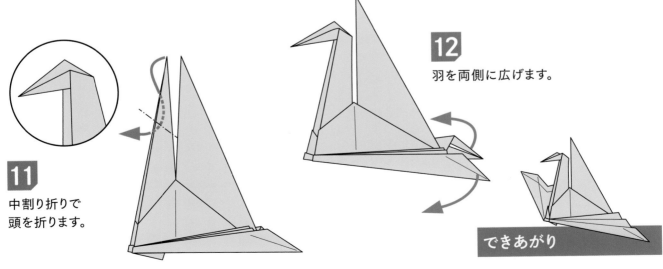

11

中割り折りで
頭を折ります。

12

羽を両側に広げます。

できあがり

吹きごま

吹いて回すこまは、
童心に返って遊びたくなる作品。
折ったパーツを交互に組んでいきます。

考えながら
折るといい **脳の筋トレPoint**

● 差し込むツノと、表に出すツノを、
混乱しないように意識する

4つに切った
おりがみを
6枚用意します。

0
風船（23ページ）の
4までを6つ折り、
ツノを立たせて
星形にします。

ツノ

1 星形を組み合わせます。
①と③のツノを隣の
星形の中に差し込んだら、
②と④のツノは表に出します。

① ②

③ ④

① ② ③

吹けばクルクルと
指や手のひらで上下
の頂点をはさんで持
ち、息を吹きかけると
クルクル回ります。

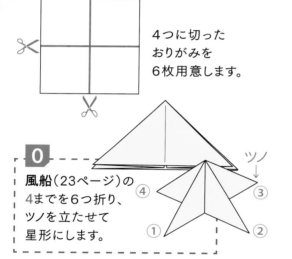

2
同様に、ツノ2つは隣の
星形に差し込み、別のツノ2つは
表に出すというルールをくり返しながら、
星形を1つずつ増やして組んでいきます。

3 最初はゆるく
組んでいきましょう。

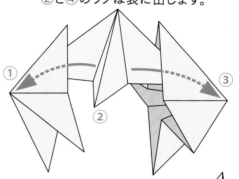

4
6つ組み終えたら、
上下左右からトントンと
たたいて、少しずつ
すき間をつめます。

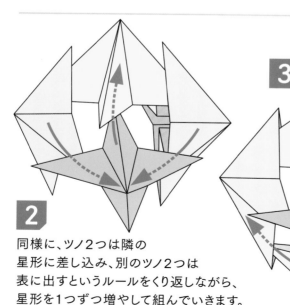

できあがり

ダリア

華やかな作品。中心に円を貼ったり、リボンをつけたりすると「勲章」にもなり、子どもへのプレゼントにも◎。

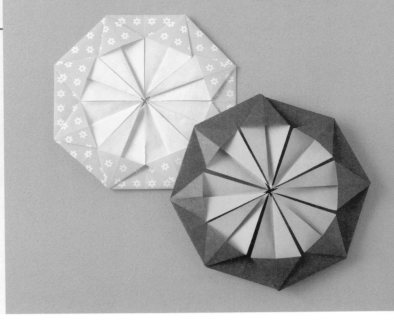

考えながら折るといい **脳の筋トレPoint**

- こまかい花びらを開いてつぶす工程4〜5をどう美しく折るか（竹ぐしを使うなどしても）

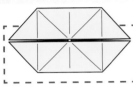

0 にそう舟（26ページ）の6まで折ります。

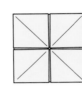

2を折ったところ

むずかしい ★★★

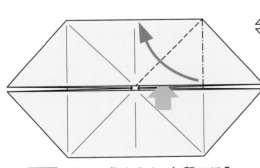

1 ⬆ から指を入れ、矢印のほうへ開いて四角につぶします。

2 ほかの3カ所も同様に開いてつぶします。

3 フチと折りすじを合わせて、細い三角を8つ折ります。

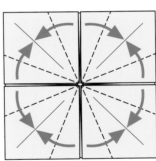

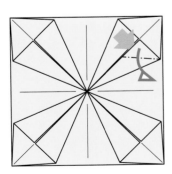

4 ⬇ から指を入れ、三角を開いてつぶします。

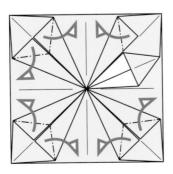

5 ほかの7カ所も同様に開いてつぶします。

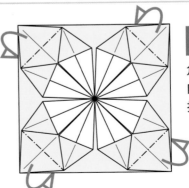

6 角をそれぞれ向こう側へ折ります。

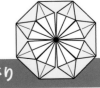

できあがり

椿

同じ形をくり返し折って重ねていく、
「たとう折り」という伝統の折り方で
作られています。

考えながら
折るといい

脳の筋トレPoint

● 工程を1つ折るごとに、図と同じ形に
　折れているかを見比べながら進める
● 同じ折り方のくり返しを意識し、楽しむ

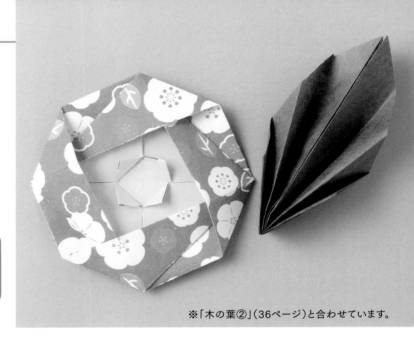

※「木の葉②」（36ページ）と合わせています。

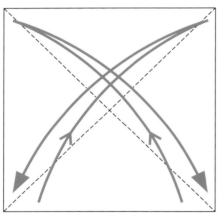

1 対角線に折りすじをつけます。

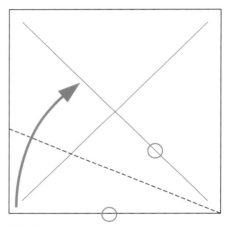

2 ○の辺と折りすじを
合わせて折ります。

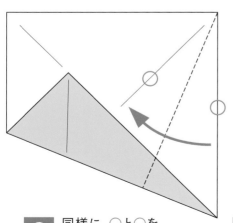

3 同様に、○と○を
合わせて折ります。

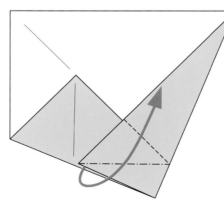

4 図のように折りすじをつけ、
矢印のほうへ開いてつぶします。

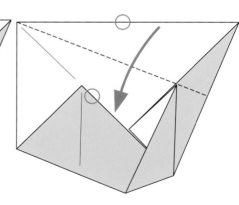

5 ○と○が合うように
折ります。

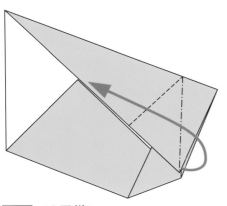

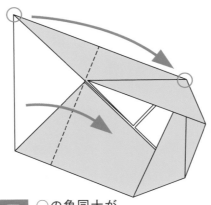

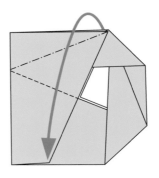

 6 4と同様に、
矢印のほうへ開いてつぶします。

7 ○の角同士が
合うように折ります。

8 6と同様に、矢印のほうへ
開いてつぶします。

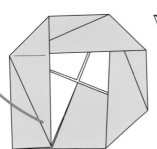

9 8を折ったところ。
角を開いて
7の形に戻します。

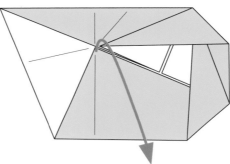

10 手前の1枚をめくり上げて、
内側を折るのに備えます。

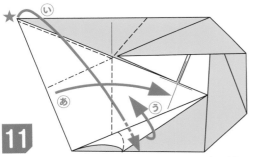

11 ⓐ 折りすじを使って内側に折り込みながら、
ⓘ ★の角をつまむようにして間に折り入れます。
ⓤ 10でめくった1枚を戻してかぶせます。

11の3つの手順

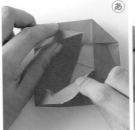

内側に折り込んだところ。

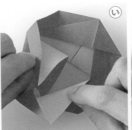

11の★にあたる角をつまん
で持ち上げ、下の間に差し
入れます。

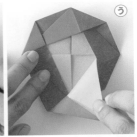

めくっておいた手前の紙を
元どおりにかぶせます。

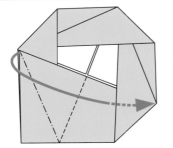

12 8と同様に、矢印のほうへ
開いてつぶします。先は間に折り入れます。

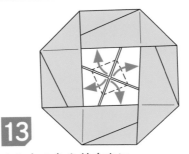

13 まん中の角を外向きに
折り返します。

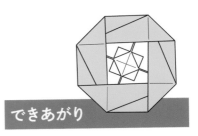

できあがり

四角たとう

「椿」同様、「たとう折り」の作品。
口がしっかり閉じるので、
ぽち袋などとしても使えます。

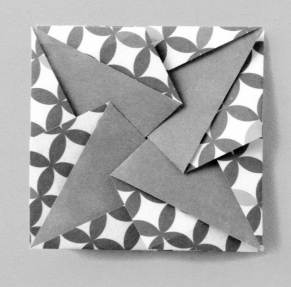

考えながら折るといい **脳の筋トレPoint**

● 工程を1つ折るごとに、図と照合を
● 同じ折り方をくり返すことで生まれる、
　図形的な美しさも味わって

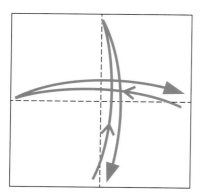

1 十字に折りすじをつけます。

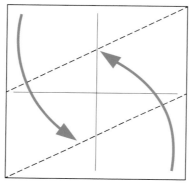

2 長方形の対角線で
それぞれ折ります。

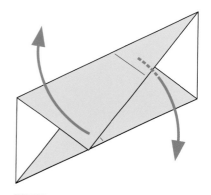

3 一度広げます。

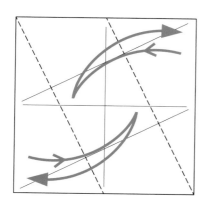

4 左右方向も、
1と同様に対角線で
折って戻します。

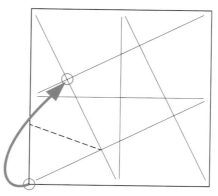

5 折りすじの交点に
角を合わせます。

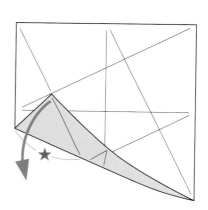

6 ★の部分だけ折りすじを
つけて戻します。

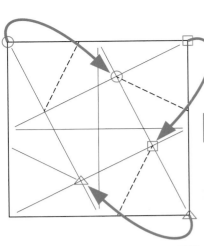

7 ほかの角も5〜6と
同様にして、
角を交点に合わせたら
折りすじをつけます。

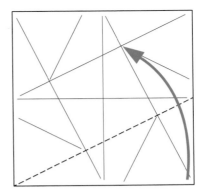

8 2でつけた
下の折りすじで
折ります。

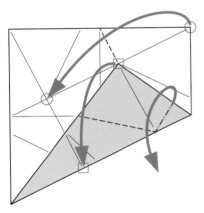

9 折りすじを使って、
○と○、□と□を
合わせるようにたたみます。

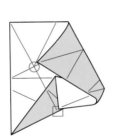

9を折っているところ

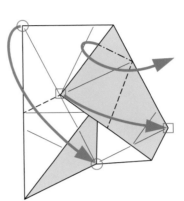

10 9と同様に○と○、
□と□を合わせるように
たたみます。

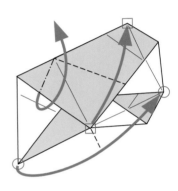

11 次も同様に。

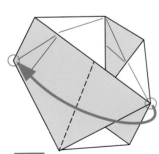

12 ○と○を合わせ、
手前の1枚を折ります。

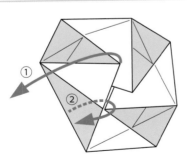

13 12で折ったところを、
①上にめくり、
②中にある角
（下図の★の部分）を
引き出して、上に重ねる。

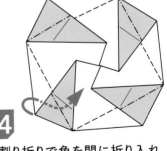

14 中割り折りで角を間に折り入れ
ます。4カ所とも同様に。

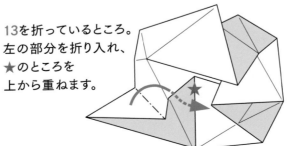

13を折っているところ。
左の部分を折り入れ、
★のところを
上から重ねます。

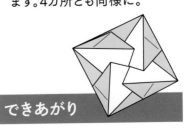

できあがり

注意力や集中力などが鍛えられるまちがい探し。よく見比べて、上と違うところを下の写真から探しましょう。まちがいは5カ所あります。

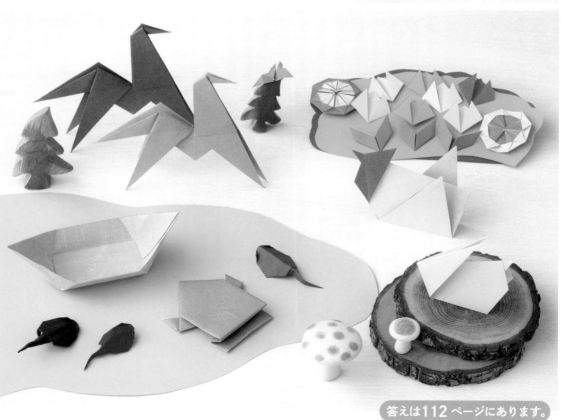

答えは112ページにあります。

3章 使う、飾る、贈る…
楽しさを思い出す

折った作品をどう使うか、どう飾るか、だれに贈ろうかなどを
考えることも、脳をいきいきさせます。
そうする中で、子どものころ家族に作品をあげて喜ばれたなとか、
おりがみであんなふうに遊んだな、といった思い出が
よみがえるかもしれません。
そのような記憶の喚起も、脳の活性化につながります。

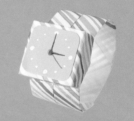

人とコミュニケーションをとる楽しさや、
でき上がったものを披露するワクワク感などを感じ、
情緒豊かな状態でいることも、認知症予防に大切です。

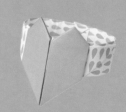

ここでは、折ったものをいろいろな形で飾る、贈るアイデア、
子どもと遊べる作品を紹介します。

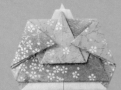
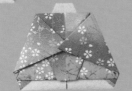
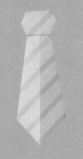
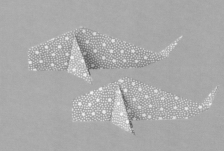

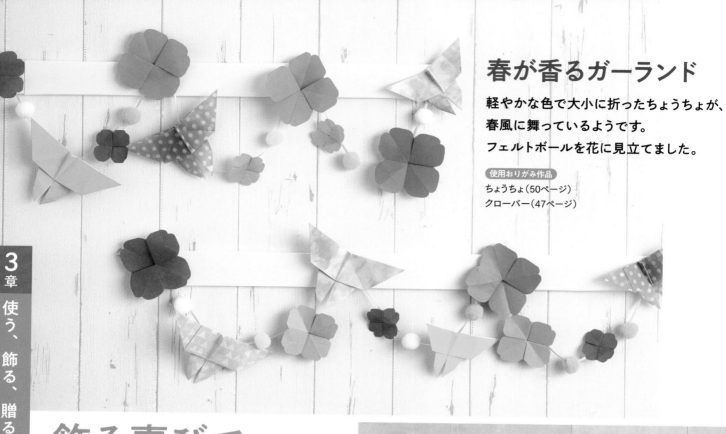

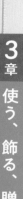
春が香るガーランド

軽やかな色で大小に折ったちょうちょが、
春風に舞っているようです。
フェルトボールを花に見立てました。

使用おりがみ作品
ちょうちょ（50ページ）
クローバー（47ページ）

飾る喜びで、
春夏秋冬
いきいき脳に

（作り方は96ページ）

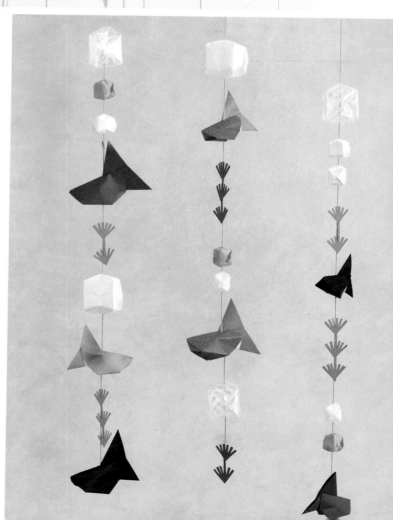

涼しげなゆらゆら金魚

涼やかな気分になる夏飾り。
泡に見立て、透明や半透明の紙で折った
風船もいっしょに吊るしました。
画用紙を切り出した水草もまぜています。

使用おりがみ作品
風船金魚（55ページ）
風船（23ページ）

秋風を泳ぐ赤とんぼ

和紙で折ったとんぼを入れると、
秋らしさが増します。
画用紙を切り出した
いちょうの葉もまぜています。

使用おりがみ作品
とんぼ（54ページ）
木の葉②（36ページ）

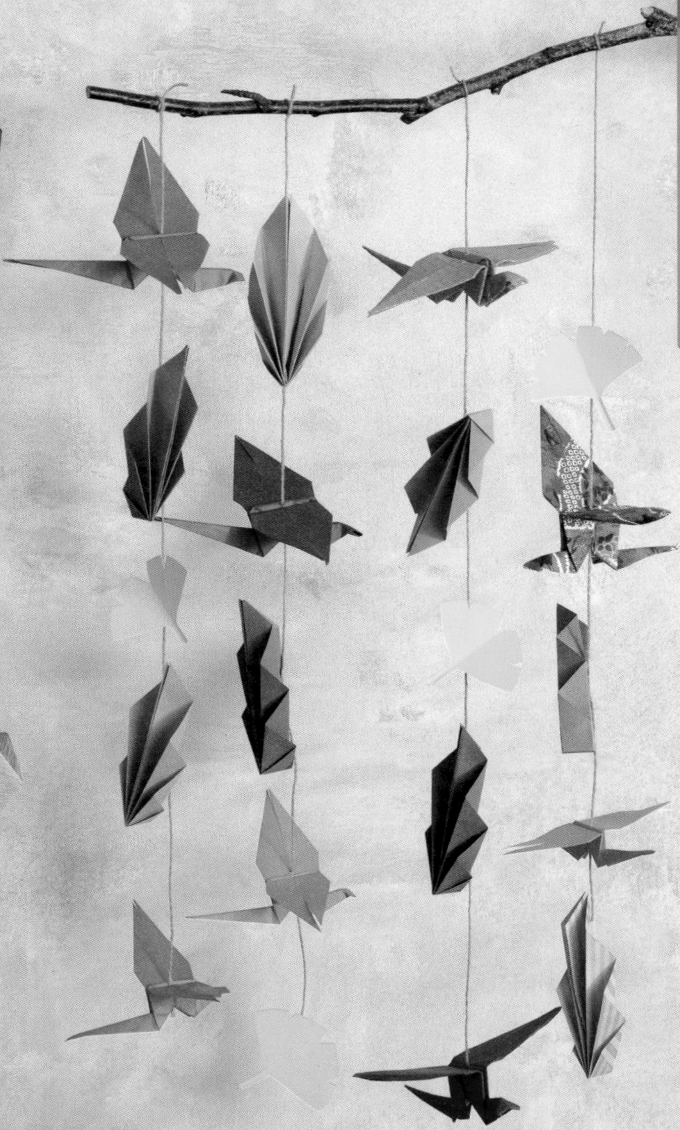

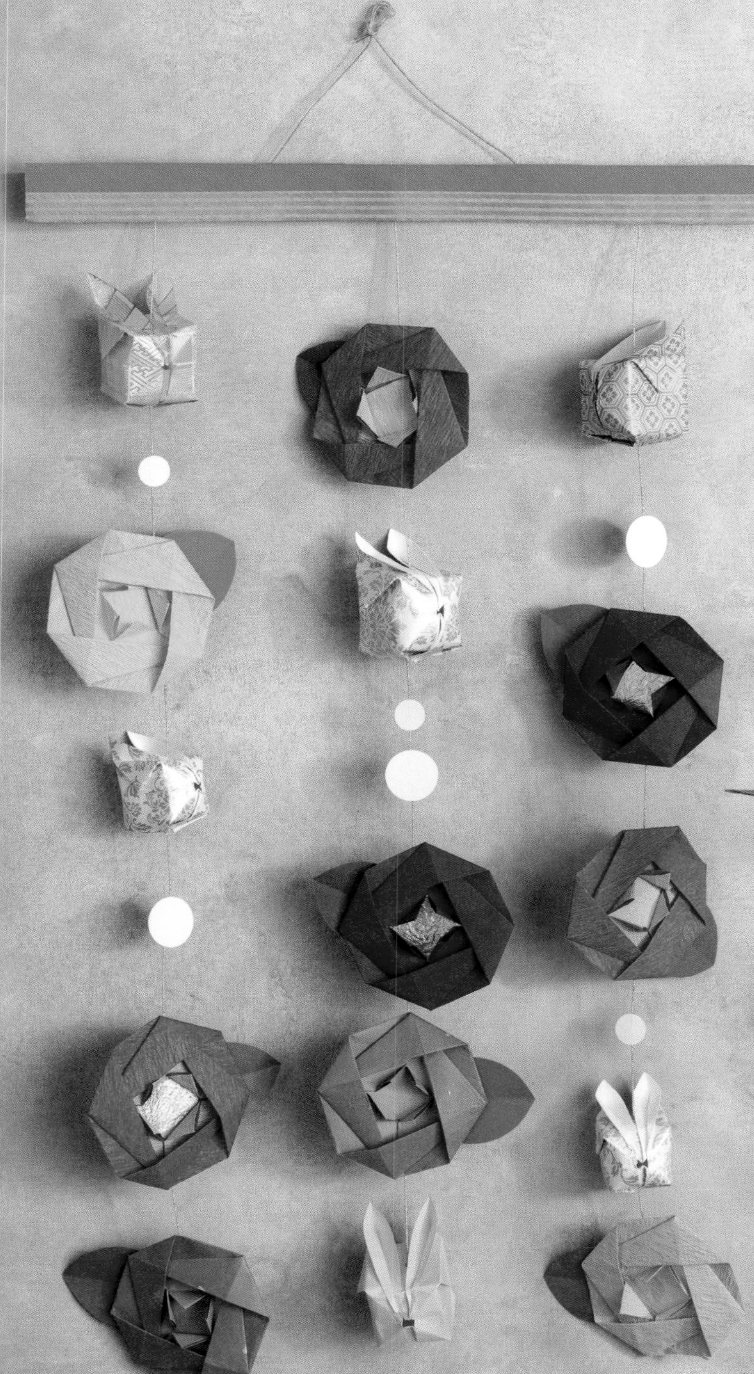

椿とうさぎの吊るし飾り

冬のモチーフを金の水引でしっとり吊るしました。
銀紙で折った雪うさぎが映えます。

使用おりがみ作品
椿（70ページ）
雪うさぎ（61ページ）

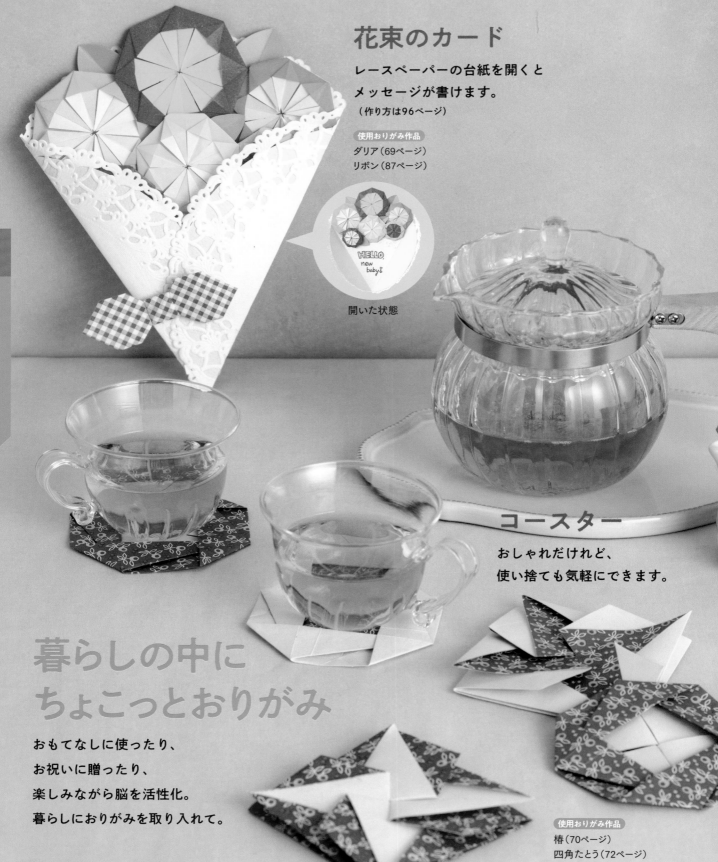

花束のカード

レースペーパーの台紙を開くと
メッセージが書けます。
（作り方は96ページ）

使用おりがみ作品
ダリア（69ページ）
リボン（87ページ）

HELLO
new
baby❣

開いた状態

コースター

おしゃれだけれど、
使い捨ても気軽にできます。

暮らしの中に
ちょこっとおりがみ

おもてなしに使ったり、
お祝いに贈ったり、
楽しみながら脳を活性化。
暮らしにおりがみを取り入れて。

使用おりがみ作品
椿（70ページ）
四角たとう（72ページ）

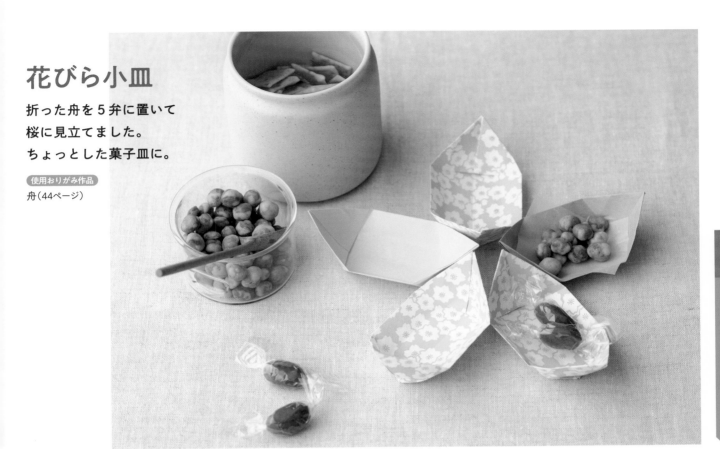

花びら小皿

折った舟を5弁に置いて
桜に見立てました。
ちょっとした菓子皿に。

使用おりがみ作品
舟（44ページ）

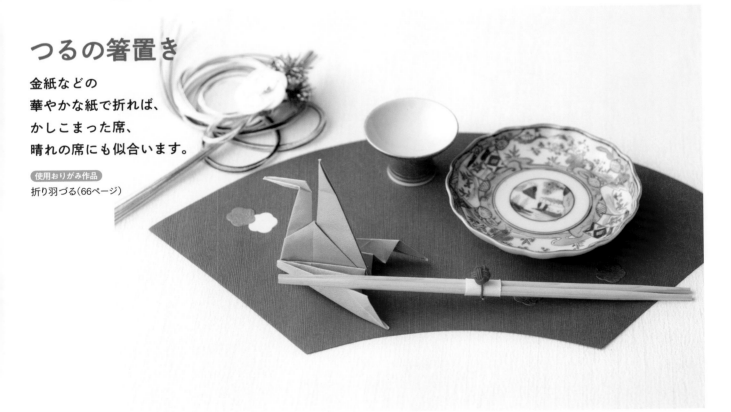

つるの箸置き

金紙などの
華やかな紙で折れば、
かしこまった席、
晴れの席にも似合います。

使用おりがみ作品
折り羽づる（66ページ）

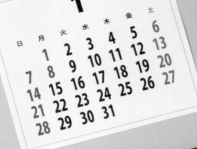

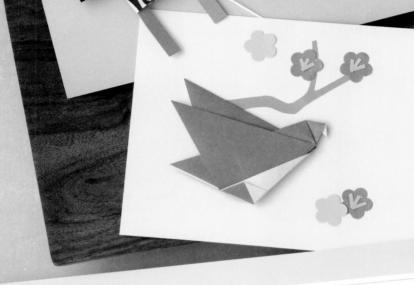

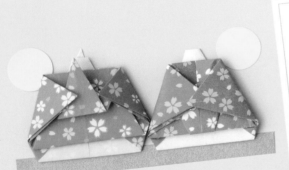

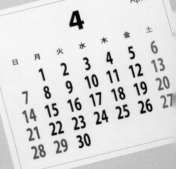

台紙はB4判の画用紙を
3等分し、日付部分は
市販の卓上カレンダーを
コピーして貼っています。
背景のモチーフは、
おりがみではなく、
画用紙を形に切って
貼ったものもあります。

使用おりがみ作品
1月：やっこさん（25ページ）
2月：小鳥（37ページ）
3月：おひなさま（92ページ）
4月：かえる（64ページ）
　　　おたまじゃくし（65ページ）

おりがみ歳時記

季節感のある作品を見つくろって、
お手製のカレンダーを作りませんか。
季節行事やイベントを意識したり、
思い出したりするきっかけにしましょう。

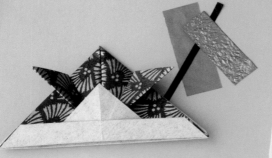

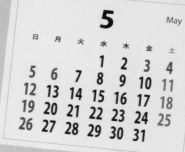

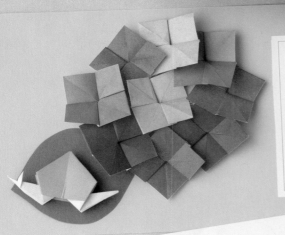

	日	月	火	水	木	金	土
5 May				1	2	3	4
	5	6	7	8	9	10	11
	12	13	14	15	16	17	18
	19	20	21	22	23	24	25
	26	27	28	29	30	31	

	日	月	火	水	木	金	土
6 June							1
	2	3	4	5	6	7	8
	9	10	11	12	13	14	15
	16	17	18	19	20	21	22
	23/30	24	25	26	27	28	29

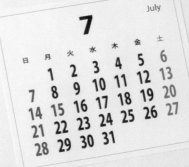

	日	月	火	水	木	金	土
7 July		1	2	3	4	5	6
	7	8	9	10	11	12	13
	14	15	16	17	18	19	20
	21	22	23	24	25	26	27
	28	29	30	31			

使用おりがみ作品
5月：かぶと(22ページ)
6月：あじさい(46ページ)
　　　かたつむり(52ページ)
7月：朝顔(47ページ)
8月：金魚(42ページ)

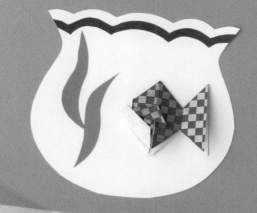

	日	月	火	水	木	金	土
8 August					1	2	3
	4	5	6	7	8	9	10
	11	12	13	14	15	16	17
	18	19	20	21	22	23	24
	25	26	27	28	29	30	31

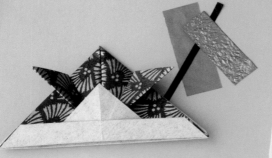

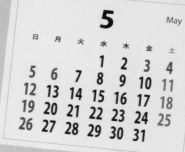

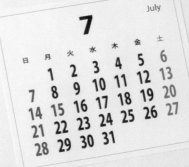

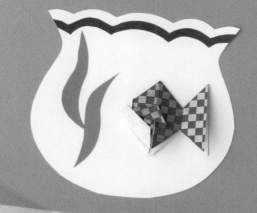

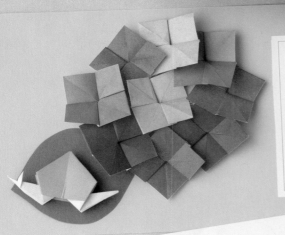

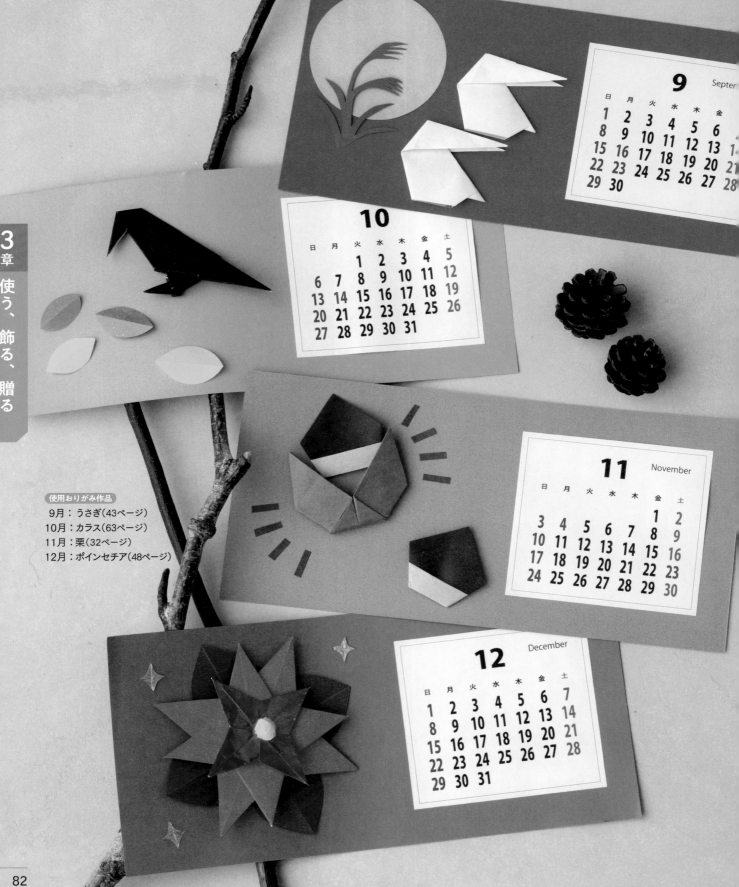

使用おりがみ作品
9月：うさぎ(43ページ)
10月：カラス(63ページ)
11月：栗(32ページ)
12月：ポインセチア(48ページ)

9 September

日	月	火	水	木	金	土
1	2	3	4	5	6	
8	9	10	11	12	13	
15	16	17	18	19	20	21
22	23	24	25	26	27	28
29	30					

10

日	月	火	水	木	金	土
		1	2	3	4	5
6	7	8	9	10	11	12
13	14	15	16	17	18	19
20	21	22	23	24	25	26
27	28	29	30	31		

11 November

日	月	火	水	木	金	土
					1	2
3	4	5	6	7	8	9
10	11	12	13	14	15	16
17	18	19	20	21	22	23
24	25	26	27	28	29	30

12 December

日	月	火	水	木	金	土
1	2	3	4	5	6	7
8	9	10	11	12	13	14
15	16	17	18	19	20	21
22	23	24	25	26	27	28
29	30	31				

子どもたちとの触れ合いにも

おりがみは世代を超えた
コミュニケーションツールになります。
いっしょに遊んだり、アレンジして贈ったり。
ワクワクする時間を増やして、
しなやか脳を保ちましょう！

とび出すカード

（作り方は96ページ）

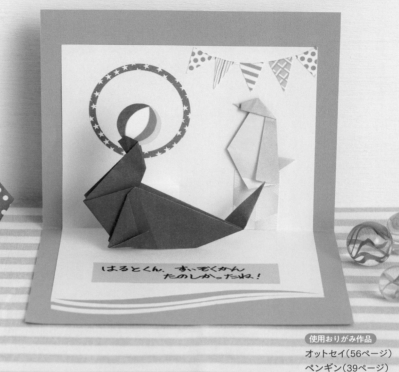

はると くん、すいぞくかん たのしかったね！

使用おりがみ作品
オットセイ（56ページ）
ペンギン（39ページ）

イチゴのカード

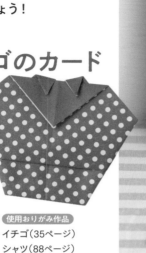

めい
ちゃん
へ

使用おりがみ作品
イチゴ（35ページ）
シャツ（88ページ）
ネクタイ（89ページ）

シャツのカード

いろいろ遊べるおりがみ

使用おりがみ作品
おすもうさん（85ページ）
ロケット（95ページ）
ぶんぶんごま（84ページ）
ハートのブレスレット（90ページ）
リボン（87ページ）
腕時計（86ページ）

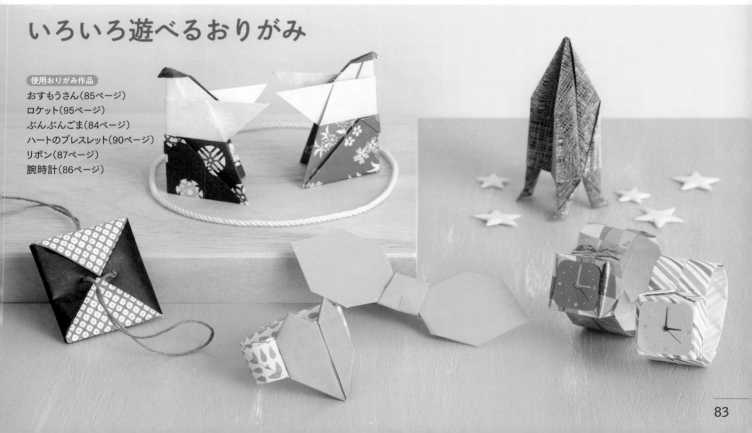

ぶんぶんごま

伝承の「めんこ」を折って
ひもを通した作品です。
ねじったひもが元に戻ろうとするときに、
ぶんぶんと音を立てます。

24センチ四方など大判のおりがみ
で折って、60〜80センチのひもを通
すのがおすすめです。

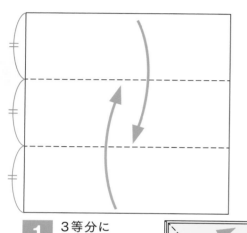

1 3等分に
折ります。

2 角を互い違いに
折ります。

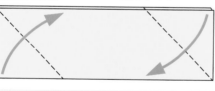

3 色違いの紙で
同じものを
もう1つ折ります。

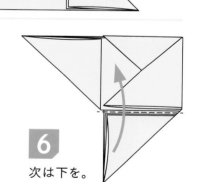

4 2つを重ねたら、
下になっている
ほうの三角を
折って重ねます。

5 右を折って
重ねます。

6 次は下を。

7 最後の三角を折ります。

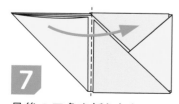

8 7の角は中に
差し込みましょう。

できあがり

穴をあけてひもを通したら、
結んで輪にします。

ブンブンと無限遊び

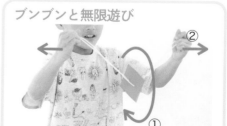

①10回ほど回してひもをねじってか
ら、②両側に引っぱったりゆるめたり
しましょう。

おすもうさん

なつかしのトントンずもうはいかが？
ちょんまげをのせた愛きょうたっぷりの
おすもうさんで、いざ勝負！

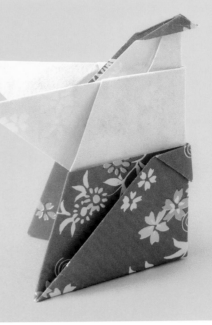

土俵は、たたく指の振動
が伝わりやすいあき箱
で作りましょう。

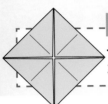

0
やっこさん（25ページ）の
2まで折ります。

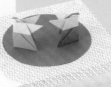

2を折ったところ

1
裏のまん中に合わせて、
左右を向こう側へ折ります。

2
上の2枚を外へ開きます。

3
裏返したら、上は谷折りに、
下は山折りにそれぞれ折ります。

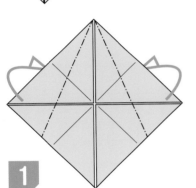

4
点線のあたりで
上へ折り返します。
ここが腕に。

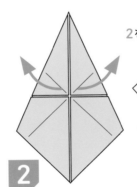

4を折ったところ

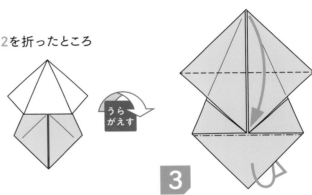

5
裏返したら、
とび出た三角を
小さく折ります。

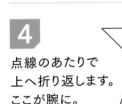

6
山折りで全体を半分に折ります。

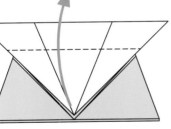

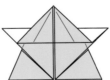

7
外割り折りで
ちょんまげを
作ります。

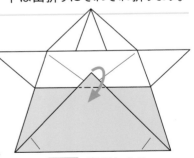

できあがり

腕時計

ベルトつきの四角い箱形が折れて、
おりがみ造形のおもしろさが際立ちます。
文字盤をどう飾るかも、
アイデアの見せどころです。

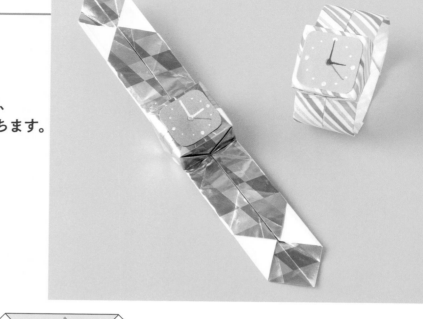

1 まず、対角線に折りすじをつけます。次に、まん中まで上下を折ります。

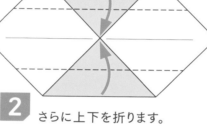

2 さらに上下を折ります。

3 山折りで全体を半分に折ります。

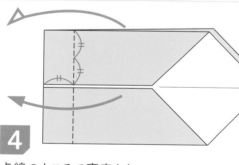

4 点線のところで裏表とも反対側へ折り返します。

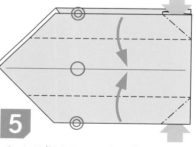

5 ⬇から指を入れ、◎と○が合うように開いてつぶします。

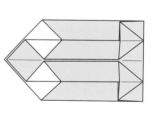

5を折ったところ。裏も同様に開いてつぶします。

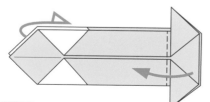

6 7の形になるように広げます。

7 文字盤はここで描いたり貼ったりしましょう。文字盤の両脇を折ったら、ベルトを引っぱり、立体にします。

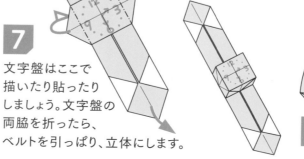

7を折ったところ

輪にしてとめましょう。

できあがり

86

リボン

子どもの頭に合わせた
サイズの紙で折ると◎。
パッチンどめでつければ、
即席のかわいい髪飾りに！

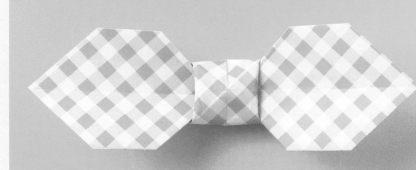

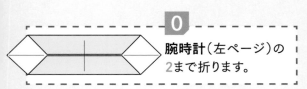

0 腕時計（左ページ）の
2まで折ります。

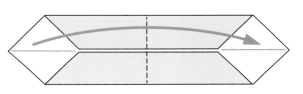

1 谷折りで全体を
半分に折ります。

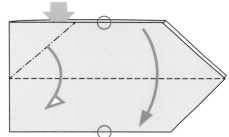

2 ▽から指を入れて間を広げ、
○と○が合うように開いてつぶします。

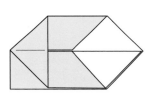

2を折ったところ。
裏も同様に開いて
つぶします。

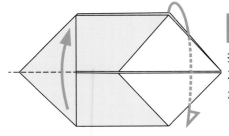

3 折りずらして、
次に折る面を
かえます。

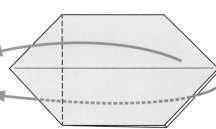

4 点線のところで
それぞれ反対側へ
折り返します。

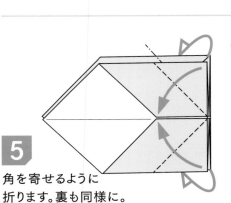

5 角を寄せるように
折ります。裏も同様に。

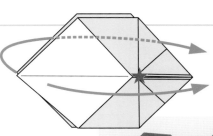

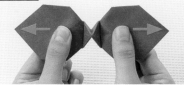

6 折り目が開かないよう
★のところを
指で押さえながら、
思いきって広げます。

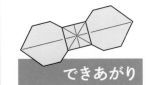

できあがり

シャツ

手紙をこんなシャツ形に折って、
友だちとやりとりしませんでしたか？
すてきな柄の包装紙や便箋などで
折ると、より楽しめます。

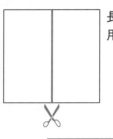

長方形の紙を
用意します。

1

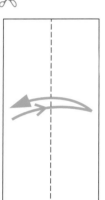

折りすじをつけます。

2

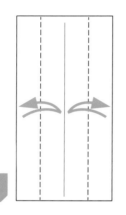

折りすじを2本つけます。

3

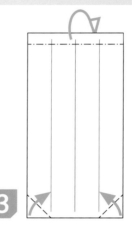

上は向こう側へ細く、
下の角は三角に折ります。

4

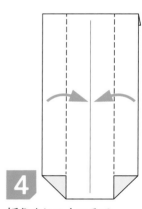

折りすじのところで
左右を折ります。

5

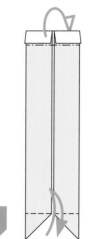

上は同じ幅でもう一度
向こう側へ、下は
折りすじをつけます。

6

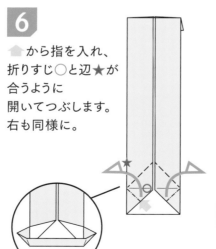

⬆ から指を入れ、
折りすじ○と辺★が
合うように
開いてつぶします。
右も同様に。

7

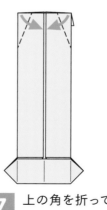

上の角を折って
えりを作ります。

8

えりの下に
差し込んで
折ります。

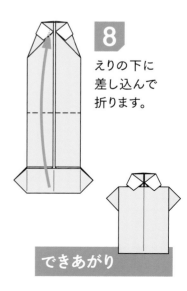

できあがり

ネクタイ

「シャツ」と合わせたくなりますね。
同じ大きさの紙で折ると、
ネクタイのほうがかなり大きく
仕上がるので、比率に気をつけて。

左ページの写真では、シャツが12×24センチ、ネクタイは7.5センチ四方の紙から折っています。

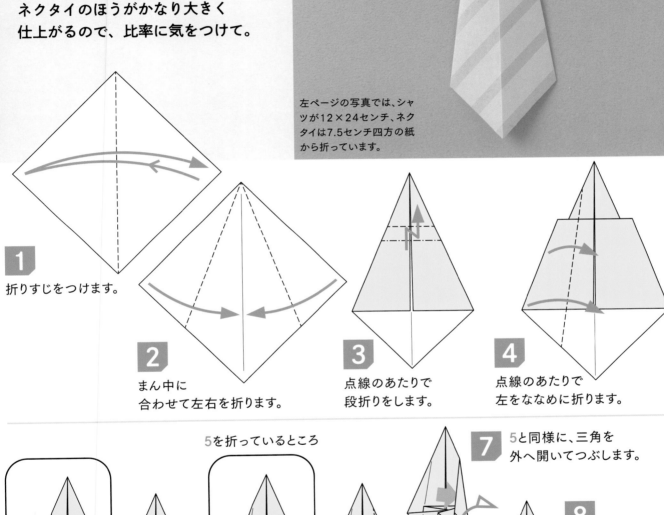

1 折りすじをつけます。

2 まん中に合わせて左右を折ります。

3 点線のあたりで段折りをします。

4 点線のあたりで左をななめに折ります。

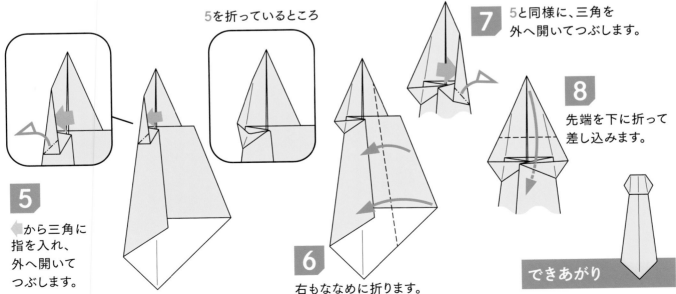

5を折っているところ

5 ◀から三角に指を入れ、外へ開いてつぶします。

6 右もななめに折ります。

7 5と同様に、三角を外へ開いてつぶします。

8 先端を下に折って差し込みます。

できあがり

ハートの ブレスレット

折っていくうちにハート形が現れます。
子どもに贈れば、きっと大はしゃぎ！
いくつか作っておそろいにしても。

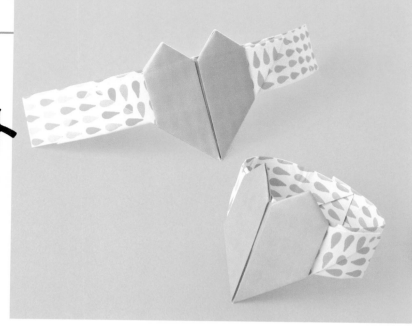

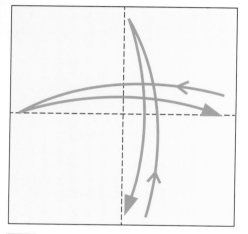

1 十字に折りすじをつけます。

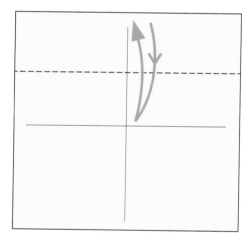

2 上だけ半分に折って、
折りすじをつけます。

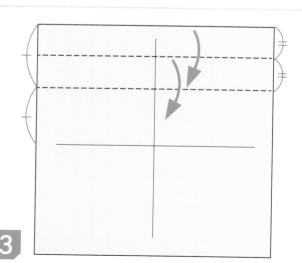

3 2で折った折りすじまでと、
同じ幅でもう1回、巻くように折ります。

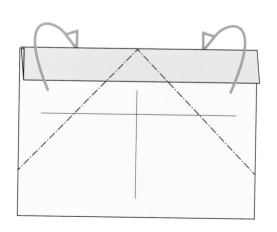

4 縦の折りすじに合わせて、
左右を向こう側へ折ります。

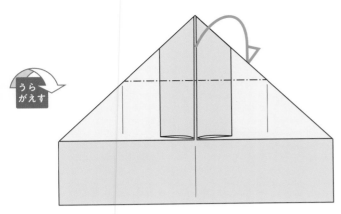

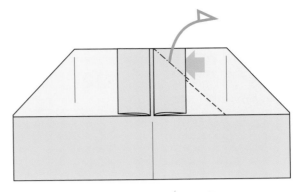

6 できた長方形の袋に◀から指を入れ、
矢印のほうへ開いてつぶします。

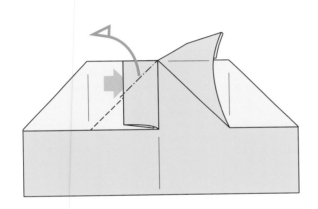

7 6を折っているところ。
左も同様に開いてつぶします。

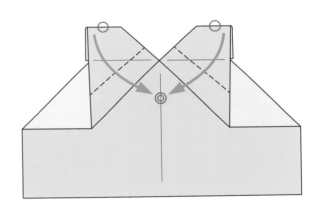

8 ○と◎を合わせて
それぞれ折ります。

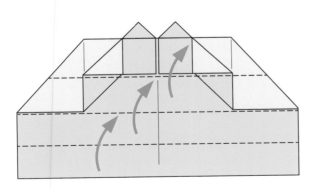

9 下から3回巻くように折って、
ベルトを作ります。

9を折ったところ

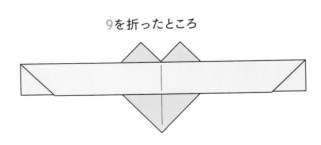

できあがり

輪にして
とめましょう。

3章 使う、飾る、贈る

おひなさま

柄が映える作品なので、
紙選びから楽しみましょう。
男びなと女びなは、
途中から折り方が分かれます。

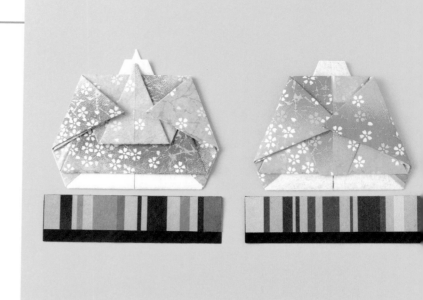

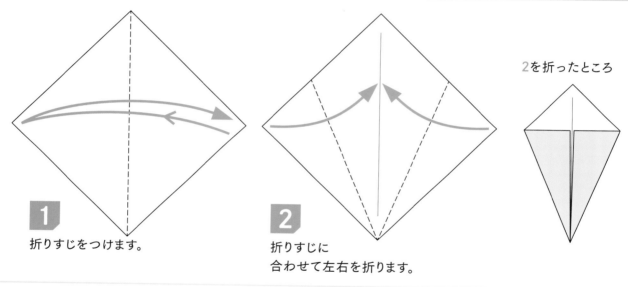

1 折りすじをつけます。

2 折りすじに
合わせて左右を折ります。

2を折ったところ

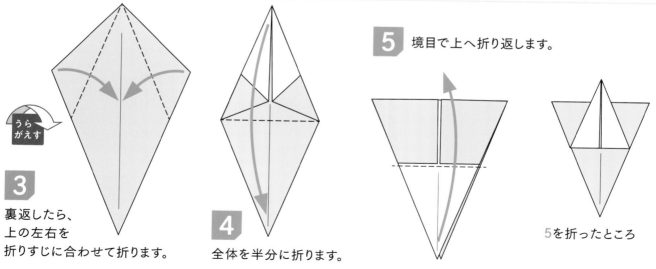

うら
がえす

3 裏返したら、
上の左右を
折りすじに合わせて折ります。

4 全体を半分に折ります。

5 境目で上へ折り返します。

5を折ったところ

6

裏返したら、
先が白い三角より
上にくるように、
点線のあたりで
上へ折ります。

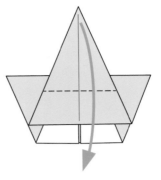

7

先が下に
とび出るように、
点線のあたりで
折り返します。

【 男びな 】

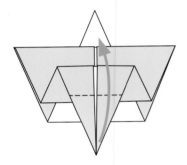

8

先が顔に
かかるように
上へ折ります。

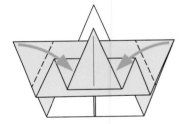

9

点線のところで
左右を折り、
そでを作ります。

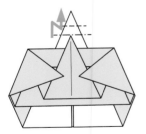

10

頭を段折りに
します。

【 女びな 】

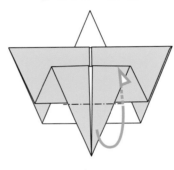

8

下の部分を
内側に折り入れます。

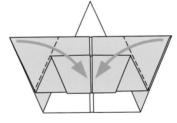

9

点線のところで折り、
そでを作ります。

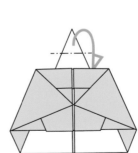

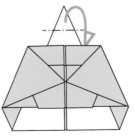

10

頭を山折りに
します。

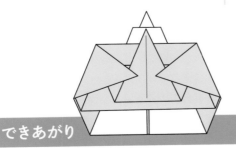

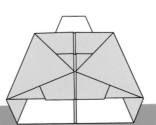

できあがり

こいのぼり

「かぶと」（22ページ）と
いっしょに折って
端午の節句飾りを作っても楽しい！

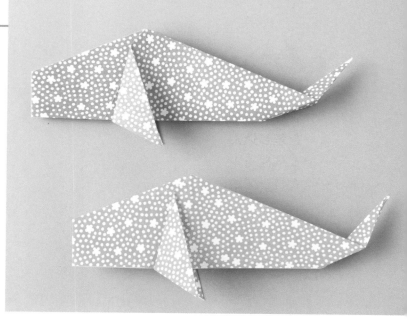

0

オットセイ
（56ページ）の
6まで折ります。

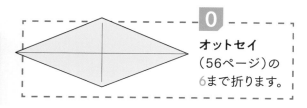

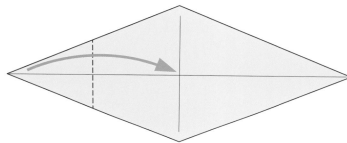

1 左の角をまん中に
合わせて折ります。

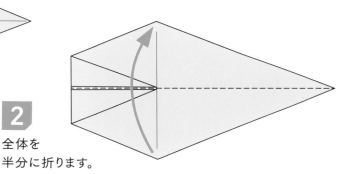

2 全体を
半分に折ります。

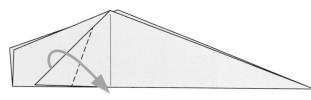

3 現れた三角をななめ下に折って、
ひれを作ります。
裏も同様に。

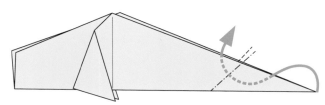

4 中割り折りで
尾びれを作ります。

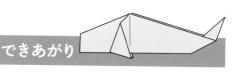

できあがり

3章 使う、飾る、贈る

ロケット

形もワクワクしますが、
ストローを差し込んで吹けば
ピューンと飛翔も！
子どもは大喜びです。

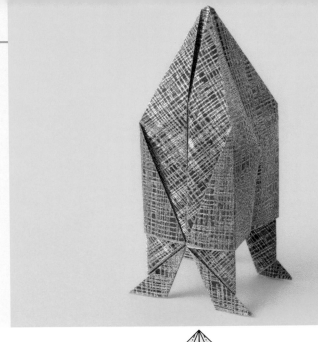

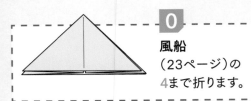

0　風船
（23ページ）の
4まで折ります。

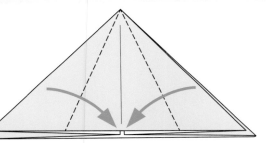

1　折りすじに合わせて
左右を折ります。

2　裏も同様に
折ります。

3　左右の角が
まん中で
合うように
折ります。

5　下の角を
小さく外へ
開きます。
裏も同様に。

6　下から指を入れて
中を広げましょう。

できあがり

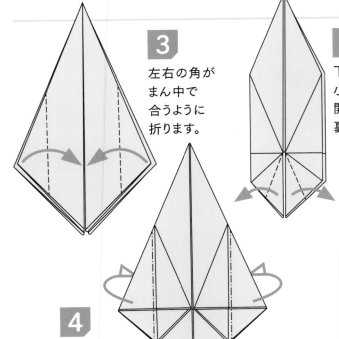

4　裏も**3**と同様に
折ります。

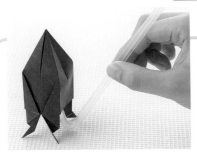

**ロケットの
打ち上げ準備！**
曲がるストローを下か
ら差し入れて吹くと、よ
く飛びます。

飾り系作品の作り方

春が香るガーランド

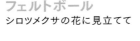

76ページ

クローバー（おりがみ）

ちょうちょ（おりがみ）

リボン
細めのリボンで、
適度な存在感と
色味をプラス

フェルトボール
シロツメクサの花に見立てて

涼しげなゆらゆら金魚

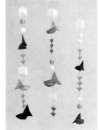

76ページ

風船金魚
（おりがみ）

水草
画用紙

風船
（おりがみ）
透ける紙素材で
水中の泡に
見立てて

椿とうさぎの吊るし飾り

雪うさぎ（おりがみ）

雪 画用紙

椿（おりがみ）

77ページ

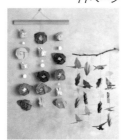

葉
画用紙

花束のカード

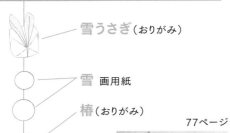

78ページ

ダリア（おりがみ）
画用紙の葉を
ところどころに添える

レースペーパー
折る位置に合わせて
パイ形にカット

台紙
レースペーパーに、
ひと回り小さく切った
画用紙の円を貼る

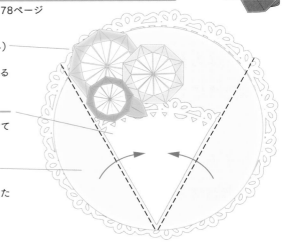

秋風を泳ぐ赤とんぼ

木の葉②
（おりがみ）

とんぼ
（おりがみ）

いちょうの葉
立体物ばかりで
単調にならないよう
画用紙で

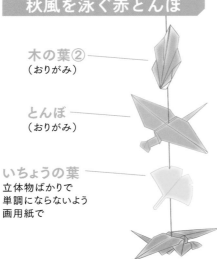

とび出すカード

83ページ

台紙
2色の画用紙を貼り合わせる

ペンギン（おりがみ）
台紙に貼って
奥行きを出す

オットセイ
（おりがみ）
とび出す仕掛けの
手前に貼る

とび出す仕掛け
オットセイに隠れる程度の
大きさの四角柱を画用紙で。
カードの折り際に貼る

波形にカット

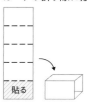

貼る

4章 おさらい脳活 おりがみドリル

おりがみに慣れたら、思い出しドリルにチャレンジ！

1〜3章の13作品の折り図から矢印をすべてとり、難易度をアップさせました。

折り線を隠したり、折り図そのものを隠している部分もあります。

不完全な部分は1〜3章の折り方を思い出し、

作品を完成させられますか？

タイムトライアルや、まわりの人・子どもとの競争に

挑戦してもいいですね。

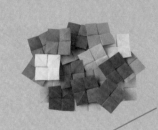

難易度は、ドリルとしての
むずかしさです

折り図が隠されています

折り方の説明と、
折る方向を示す矢印は
ありません

折り線を抜いた図も
一部あります

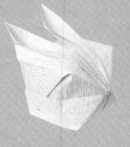

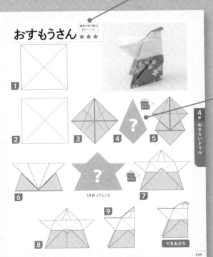

おすもうさん ★★★

4章 おさらいドリル

109

かぶと

通常の折り図は22ページに

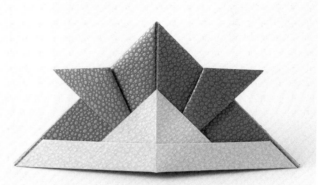

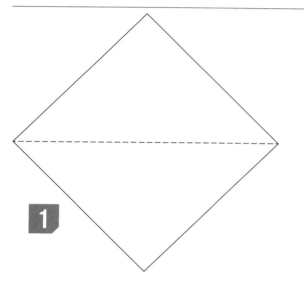

1

2

3

4
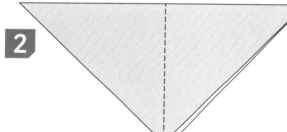

5

?

6
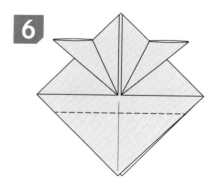

7
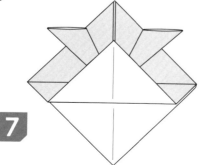

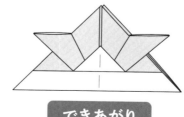
できあがり

花かご

通常の折り図は
31ページに

★ ☆ ☆

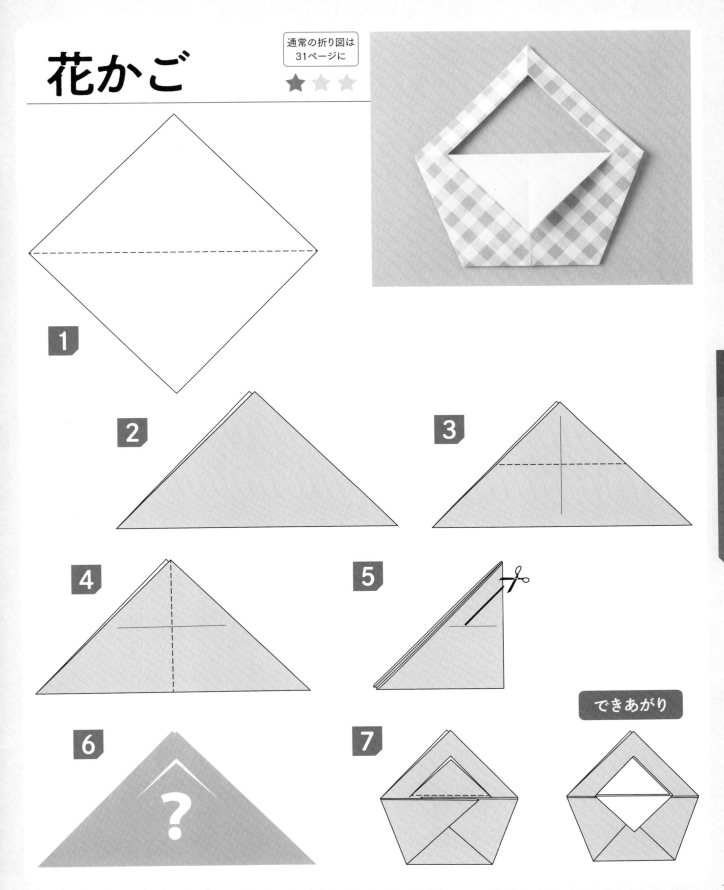

1

2

3

4

5

6 ?

7

できあがり

風船

通常の折り図は23ページに

★ ★ ★

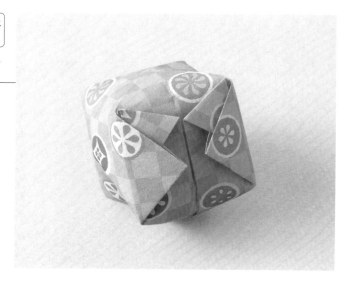

1

2
?

3

4
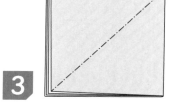

5
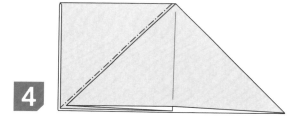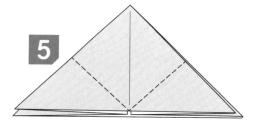

6
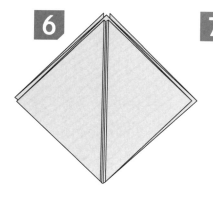

7
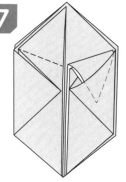

8
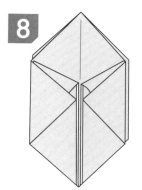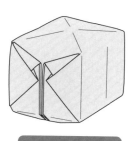

できあがり

小鳥

通常の折り図は
37ページに

★ ☆ ☆

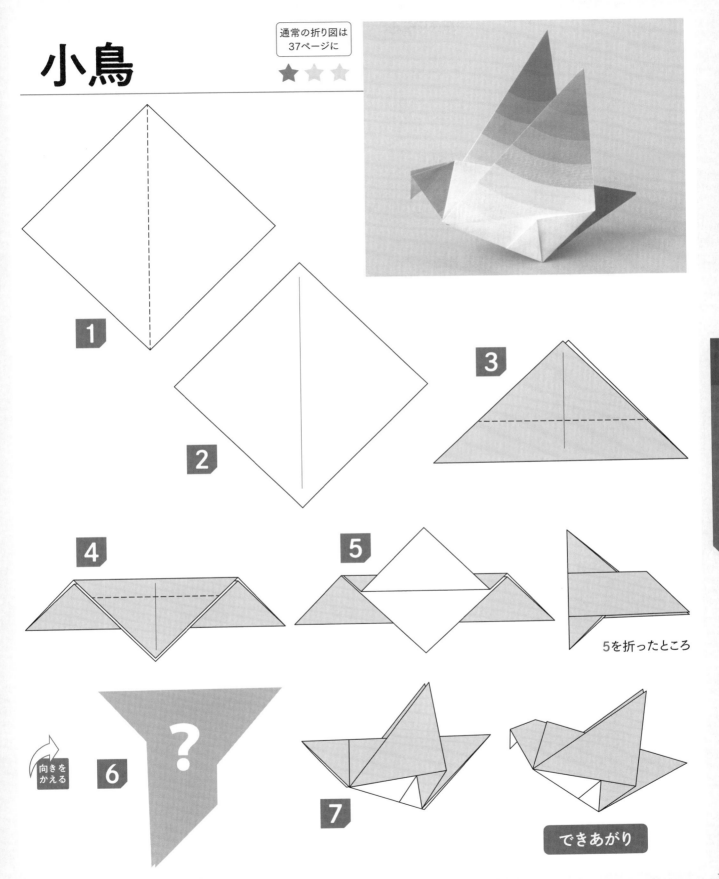

1

2

3

4

5

5を折ったところ

向きを
かえる

6

?

7

できあがり

あじさい

通常の折り図は
46ページに

★ ★ ☆

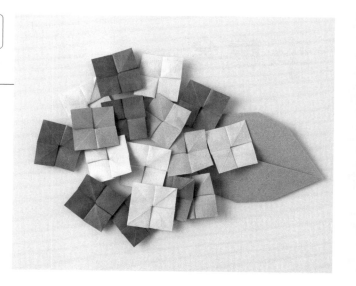

4章 おさらいドリル

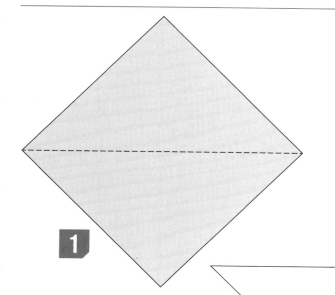

1

2

3

4

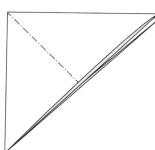

向きを
かえる

5

6

7 ?

8

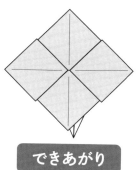

できあがり

102

手裏剣

通常の折り図は
24ページに

★ ★ ★

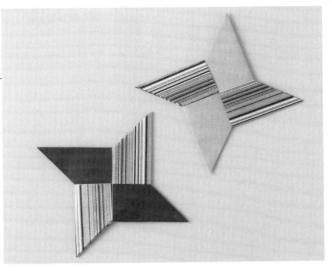

1

2

3

4

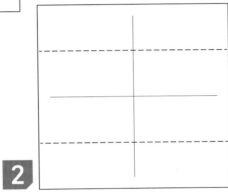

5

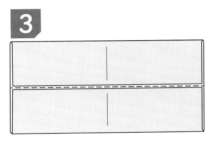

5を折った
ところ

下だけ
うら
がえす

?

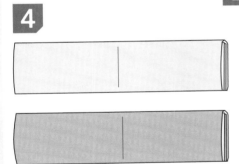

6

6を折ったところ

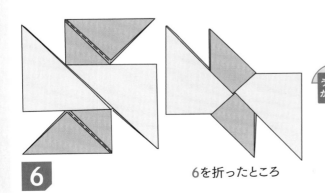

7

うら
がえす

?

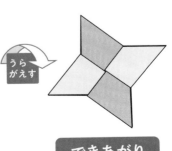

うら
がえす

できあがり

雪うさぎ

通常の折り図は
61ページに

★★☆

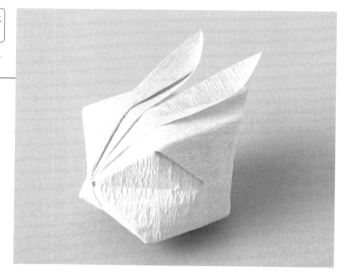

1

2

3

?

4

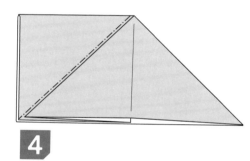

5

6

7

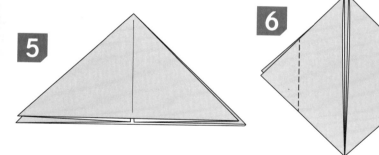

8

うら
がえす

9

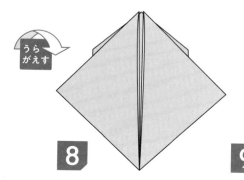

10

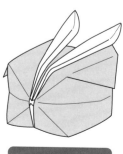

できあがり

バッタ

通常の折り図は
51ページに

★ ★ ★

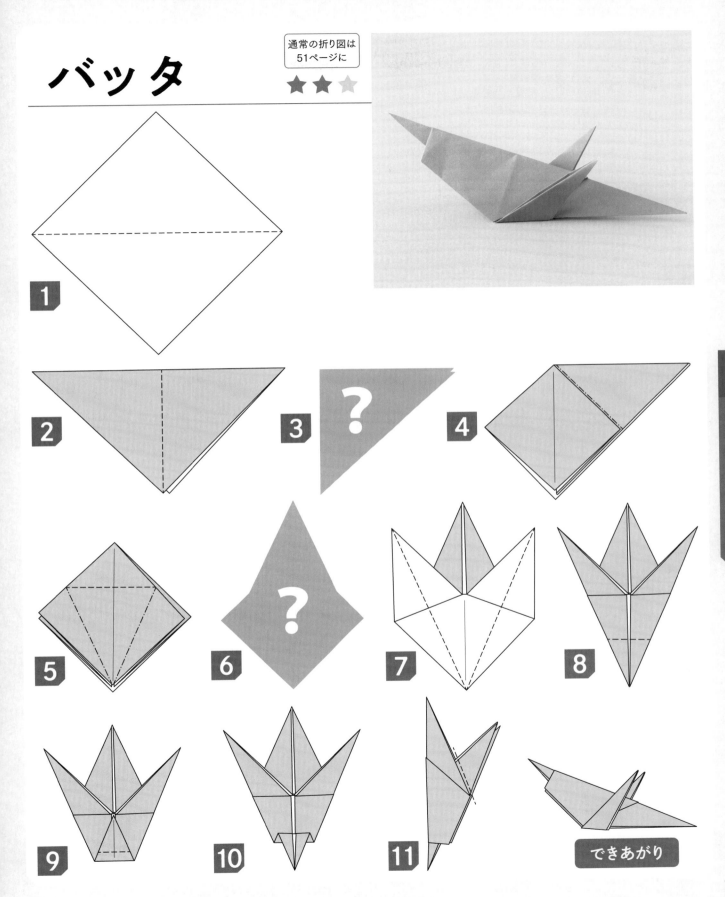

1

2

3 ?

4

5

6 ?

7

8

9

10

11

できあがり

ちょうちょ

通常の折り図は
50ページに

★★★

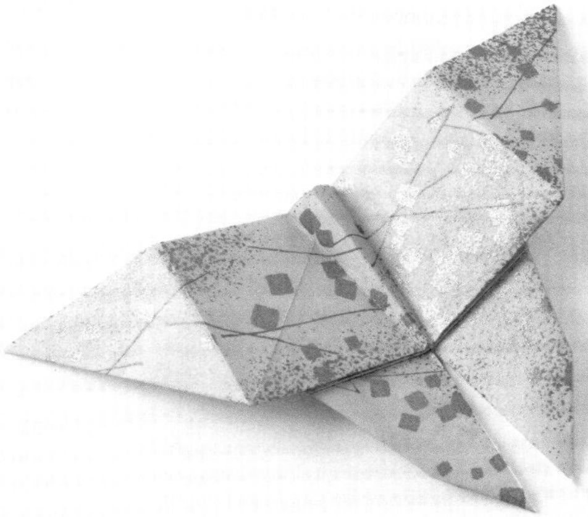

1

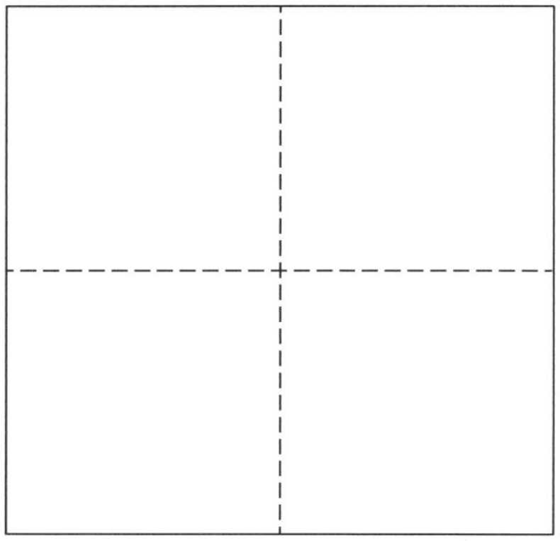

2

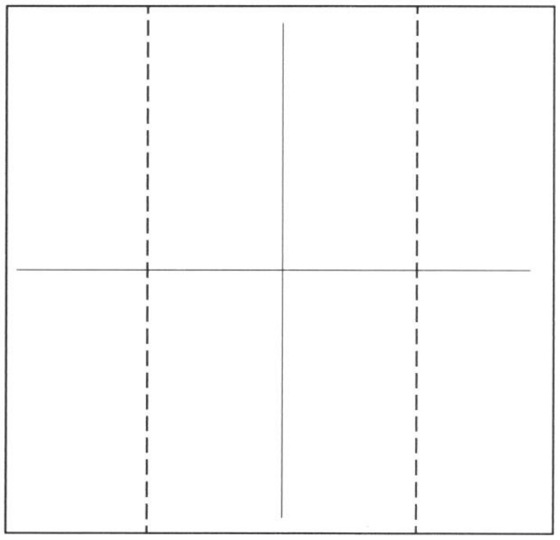

3

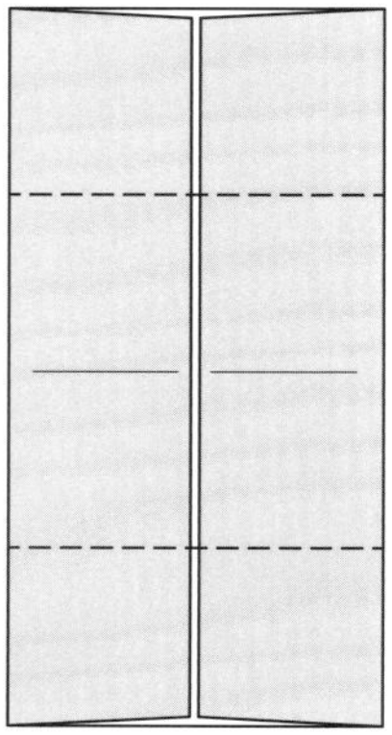

4

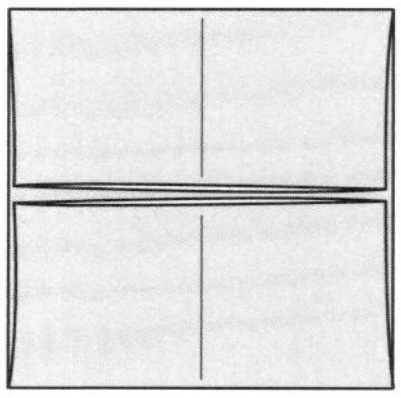

5

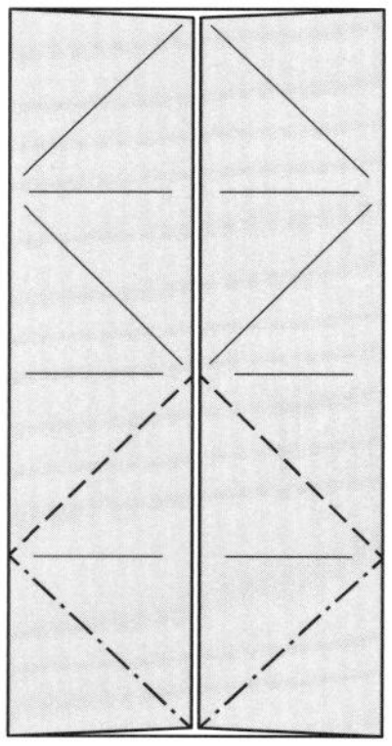

6

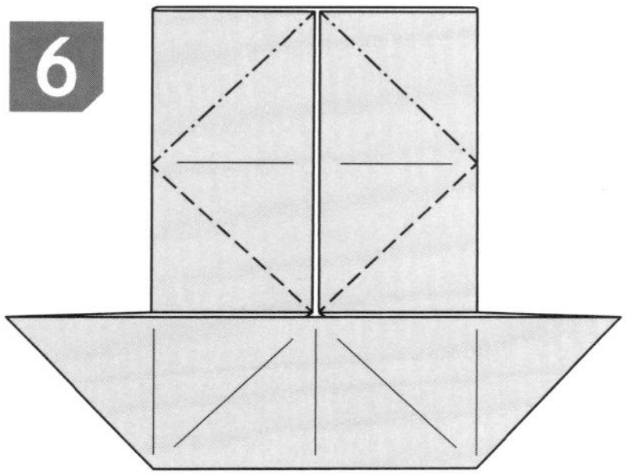

7

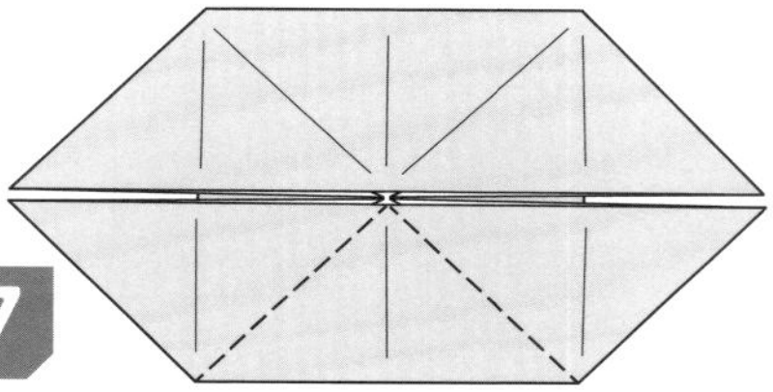

8

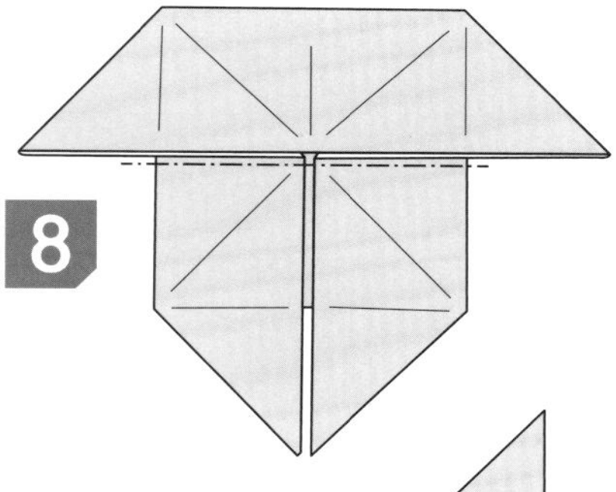

9 ?

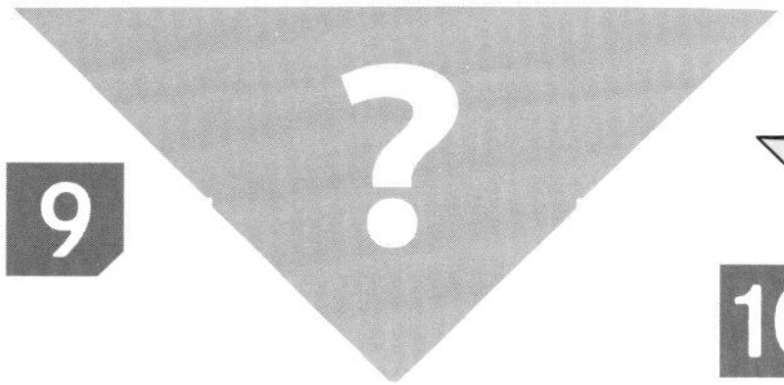

10

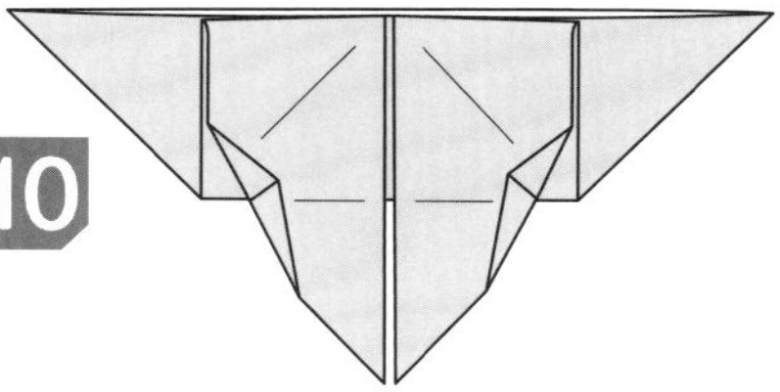

11

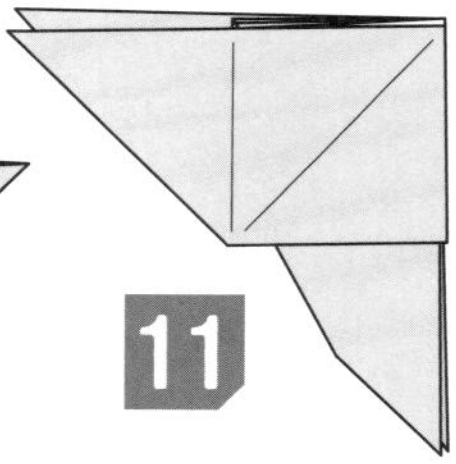

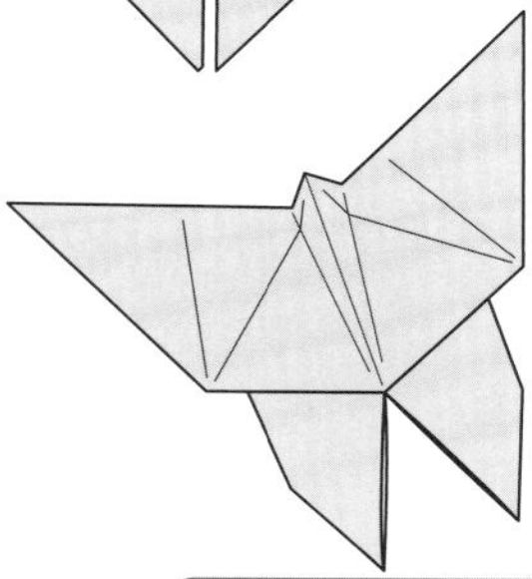

できあがり

カラス

通常の折り図は63ページに

★ ★ ★

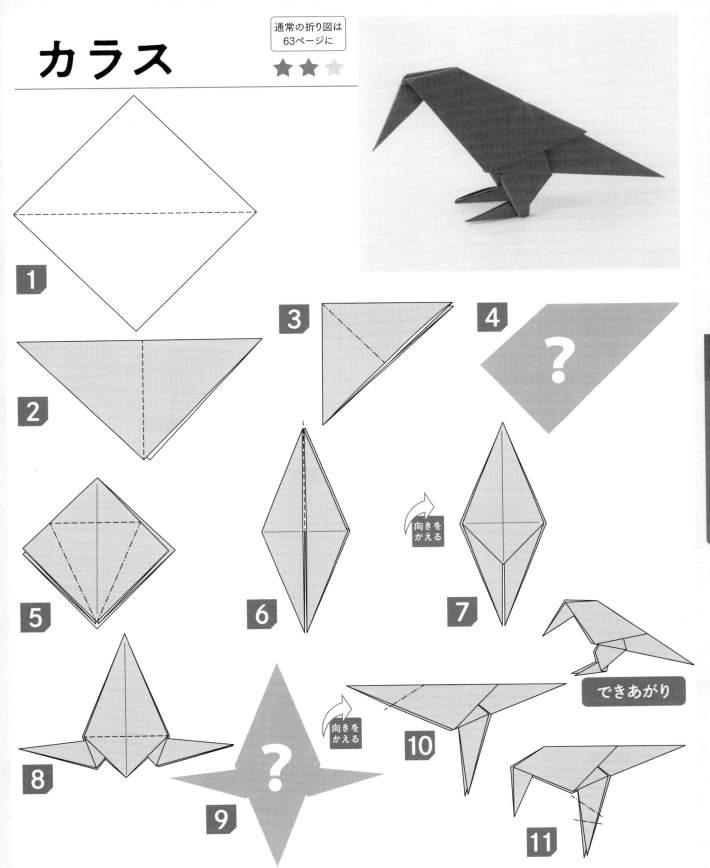

4章 おさらいドリル

1

2

3

4 ?

5

6

7 向きをかえる

8

9 ? 向きをかえる

10

11

できあがり

ダリア

通常の折り図は69ページに

★★★

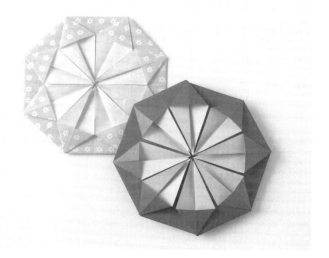

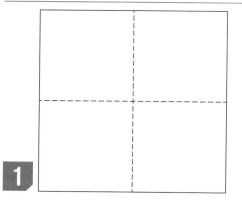

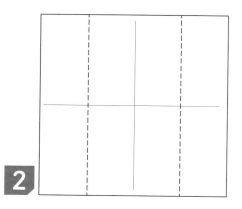

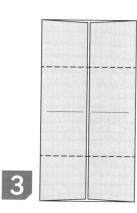

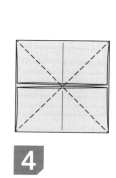

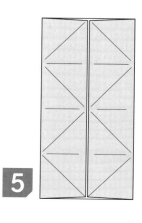

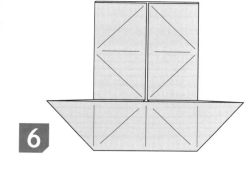

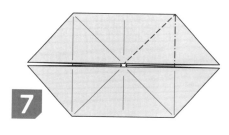

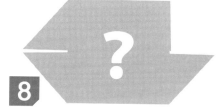

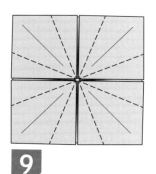

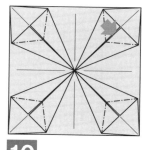

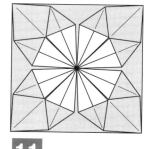

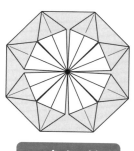

できあがり

おすもうさん 通常の折り図は 85ページに ★★★

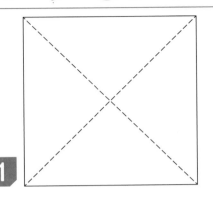

1

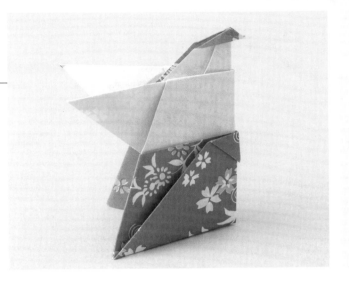

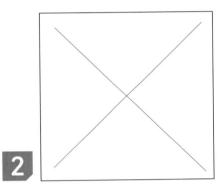

2

3

4

うら
がえす

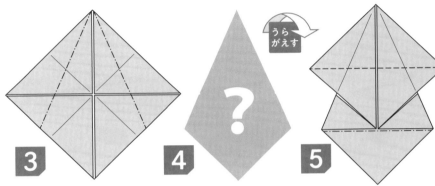

5

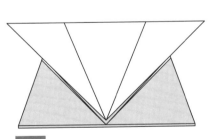

6

6を折ったところ

うら
がえす

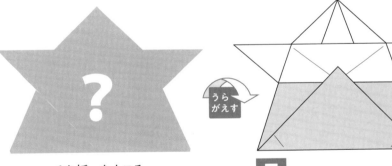

7

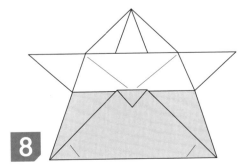

8

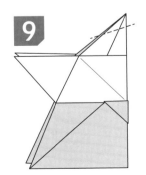

9

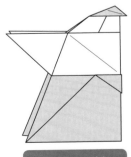

できあがり

109

こいのぼり

通常の折り図は
94ページに

★ ★ ★

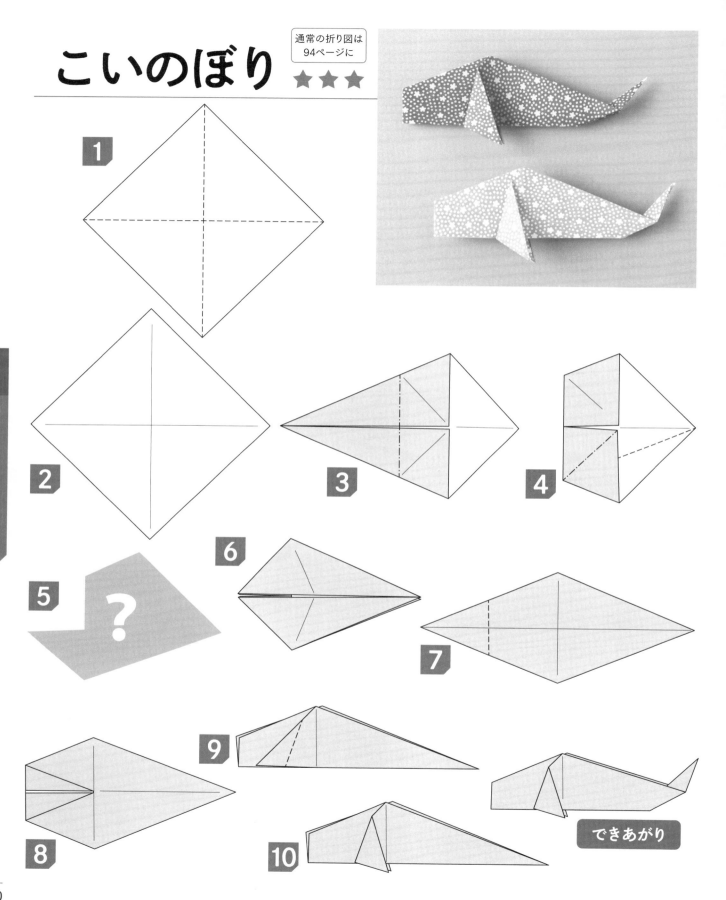

1

2

3

4

5 ?

6

7

8

9

10

できあがり

折り図索引

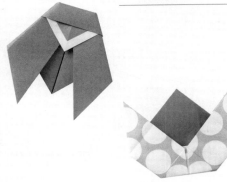

監修
古賀良彦（こが よしひこ）

医学博士。精神科医。杏林大学名誉教授。慶応義塾大学医学部卒業。日本催眠学会名誉理事長、日本臨床神経生理学会認定医・名誉会員。監修書に『活発脳をつくる 60歳からのおりがみ』（主婦の友社）、『毎日脳活スペシャル ねこのまちがいさがし』（文響社）など多数。

staff

構成・編集・おりがみ製作（ポインセチア、シクラメン考案含）／鈴木キャシー裕子
ブックデザイン／今井悦子（MET）
撮影／佐山裕子（主婦の友社）　三富和幸（DNPメディア・アート）
作品製作／阪本あやこ
イラスト／大森裕美子
折り図製作／西紋三千代　速水えり
スタイリスト／伊藤みき（tricko）
校正／田杭雅子
モデル／松尾紗良、美良
協力／唐木順子
編集担当／松本可絵（主婦の友社）

脳画像撮影協力
株式会社スペクトラテック
http://www.spectratech.co.jp/

脳の筋トレ！
思い出しおりがみ

2024年2月29日　第1刷発行

編　者　主婦の友社
発行者　平野健一
発行所　株式会社主婦の友社
　　　　〒141-0021　東京都品川区上大崎3-1-1　目黒セントラルスクエア
　　　　電話　03-5280-7537（内容・不良品等のお問い合わせ）
　　　　　　　049-259-1236（販売）
印刷所　大日本印刷株式会社

まちがい探しの答え

まちがい探し① 　　　（28ページ）

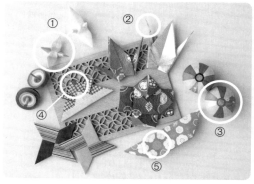

①つるの飾りの位置／②つるの首／③風船／
④かぶとの柄／⑤にそう舟の柄の色

まちがい探し② 　　　（74ページ）

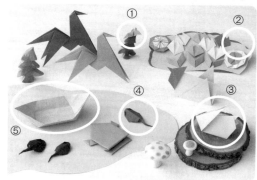

①ちょうちょ／②バッタ／③うさぎの向き／
④おたまじゃくしの大きさ／⑤舟の位置